Mohammed Asif Khan
Fauzia Khan
Sunil Dhaded

Óleos essenciais como produtos de limpeza para dentaduras e agentes antifúngicos

Mohammed Asif Khan
Fauzia Khan
Sunil Dhaded

Óleos essenciais como produtos de limpeza para dentaduras e agentes antifúngicos

ScienciaScripts

Imprint

Any brand names and product names mentioned in this book are subject to trademark, brand or patent protection and are trademarks or registered trademarks of their respective holders. The use of brand names, product names, common names, trade names, product descriptions etc. even without a particular marking in this work is in no way to be construed to mean that such names may be regarded as unrestricted in respect of trademark and brand protection legislation and could thus be used by anyone.

Cover image: www.ingimage.com

This book is a translation from the original published under ISBN 978-620-2-02735-9.

Publisher:
Sciencia Scripts
is a trademark of
Dodo Books Indian Ocean Ltd. and OmniScriptum S.R.L publishing group

120 High Road, East Finchley, London, N2 9ED, United Kingdom
Str. Armeneasca 28/1, office 1, Chisinau MD-2012, Republic of Moldova, Europe
Printed at: see last page
ISBN: 978-620-8-07240-7

RECONHECIMENTO

"Lê! Porque o teu Senhor é o mais belo, que ensinou ao homem o uso da pena, e ensinou ao homem o que ele não sabia" Alcorão Sagrado (96: 3-5)

Todos os louvores a ALLAH Todo-Poderoso, com cuja graça e divindade cheguei a este momento da vida e por todo o conhecimento que me foi concedido.

Este é o verdadeiro momento em que devo começar por agradecer aos meus pais, pelos seus esforços e sacrifícios intermináveis para fazer de mim uma pessoa melhor do que deveria ser, pela sua paciência e crença. E também agradecer ao meu irmão e à minha irmã pelo seu amor e apoio.

Expresso humildemente a minha profunda gratidão e reverência ao meu reverendo professor e guia, **Dr. Sunil Dhaded, Professor e Diretor do** *Departamento de Dentisteria Protética, AME'S Dental College, Raichur, cujo entusiasmo, conselhos amáveis e revisões me ajudaram a concluir esta dissertação com êxito. Os seus conhecimentos profundos, a sua orientação racional e o seu apoio diligente deram frutos na minha vida. Sinto-me muito privilegiado por ter trabalhado sob a sua orientação afectuosa.*

Os meus sinceros agradecimentos à **Dra. Shalini B.N., Professora do** *Departamento de Dentisteria Protética, pela sua orientação otimista, apoio incansável, sugestões inestimáveis e partilha da sua experiência comigo durante todo o trabalho, que permitiu a realização da minha dissertação.*

Gostaria de agradecer os esforços incansáveis da equipa constituída pelo **Dr. Santosh Rajalbandi e pelo Dr. Chandrashekar Sajjan,** *pelo* **Dr. Subha Joshi** *e pela* **Dra. Priyanka** *pelas suas sugestões valiosas e pelo seu encorajamento constante sempre que precisei de ajuda durante o meu curso.*

*Os meus sinceros agradecimentos ao **Dr. Kishore Bhat,** por me ter permitido utilizar as suas instalações no Maratha Mandal Dental College, Belgaum. **À Sra. Ulka,** professora principal, por me ter ajudado a realizar o estudo, e ao **Dr. Multazim Pathan,** PG em Imunologia e Biologia Molecular, Maratha Mandal Dental College, Belgaum, um querido amigo e colega sem o qual seria difícil concluir o meu estudo.*

*Gostaria também de agradecer os esforços do **Dr. Ananth Tatalker,** Prof. de Medicina Comunitária, que efectuou a análise estatística.*

*Agradeço à minha colega e companheira de grupo, **a Dra. Deepthi,** pelos seus conselhos, apoio e encorajamento durante todo o curso.*

*Agradeço aos meus colegas **Dr. Vishrut, Dr. Subashini, Dr. Manikya, Dr. Rizwana e Dr. Kavita** pelo seu apoio enigmático, encorajamento e ajuda ao longo da dissertação. Os meus agradecimentos cordiais a todos os que contribuíram e me ajudaram a esculpir esta dissertação num trabalho de contentamento extático.*

Data: **Assinatura do candidato**

Local: RAICHUR   **Dr. MOHAMMED ASIF KHAN**

RESUMO

Introdução: Durante séculos, as plantas e os extractos de plantas têm sido utilizados na ciência médica para curar. Atualmente, está bem estabelecido que muitas destas plantas e dos seus extractos, disponíveis no mercado, têm acções antimicrobianas e antifúngicas. Por conseguinte, o mesmo pode ser verdade em termos de cuidados com as próteses e de prevenção de feridas associadas às próteses causadas pela candida albicans. Existem muitos casos documentados que afirmam que os produtos de limpeza de próteses disponíveis no mercado causam danos na base da prótese, bem como irritação da mucosa. Por conseguinte, neste estudo, é avaliada a eficácia de dois extractos de plantas contra a candida albicans. Foi realizado um estudo exaustivo em que dois extractos de plantas, o óleo essencial de tomilho e a nigella sativa, e dois produtos de limpeza de próteses à base de perborato de sódio foram verificados quanto à sua eficácia contra a candida albicans em bases de próteses curadas pelo calor e também em revestimentos macios após a estimulação das condições de uso e de limpeza das próteses in vitro. O objetivo deste estudo é estabelecer a eficácia dos extractos de plantas e a sua comparação com os produtos de limpeza de próteses comerciais em três bases de prótese diferentes, ou seja, base de prótese reforçada curada pelo calor, base de prótese convencional curada pelo calor e revestimento de prótese macia.

Métodos: No presente estudo, foram preparados 180 espécimes. Os espécimes foram divididos em três subgrupos A, B, C para resina termopolimerizável reforçada com fibra, resina termopolimerizável convencional e material de revestimento de próteses moles, respetivamente. Cada grupo contém 60 espécimes cada. Os espécimes estéreis foram inoculados por imersão em caldo Sabourand contendo Candida albicans durante 16 horas a 37°C numa incubadora. Em seguida, os espécimes foram lavados e imersos em produtos de limpeza de próteses dentárias, divididos em cinco grupos principais do Grupo I-V para CD Clean®, Nigella sativa, óleo essencial de tomilho, FittyDent® e água destilada, respetivamente, durante 8 horas à temperatura ambiente. Em seguida, foram lavados, fixados com metanol e corados com violeta cristal. As células de Candida aderentes aos espécimes foram contadas ao microscópio. O número de células aderentes às amostras de teste foi comparado com o número de células aderentes ao controlo.

Resultados: O estudo foi realizado principalmente para avaliar e comparar a eficácia dos produtos de limpeza de próteses dentárias comerciais e de extrato de plantas. Para a resina termopolimerizável reforçada, a eficácia do Fittydent® foi superior à do CD Clean® na redução da candida albicans aderente e a diferença foi estatisticamente significativa ($p = {<}0,001$). Tanto o óleo essencial de tomilho como o de nigella sativa foram quase iguais em termos de eficácia contra a candida albicans, mas a diferença não foi estatisticamente significativa ($p = 0,79$). Quando comparado com a resina termopolimerizável convencional, o Fittydent® teve novamente um melhor desempenho do que o CD Clean® e a diferença foi estaticamente significativa ($p = {<} 0,001$) e a diferença entre o óleo essencial de tomilho e a nigella sativa permaneceu estaticamente insignificante ($p = 0,77$). E quando a comparação da eficácia contra a candida albicans foi realizada em material de reembasamento de próteses moles, o Fittydent® voltou a ter um desempenho melhor do que o CD Clean® e a diferença foi estatisticamente significativa ($p = {<} 0,001$) e a diferença entre o óleo essencial de tomilho e a nigella sativa foi estatisticamente significativa ($p = {<} 0,001$).

Foi efectuado o teste post hoc de Tukey, que indicou que o Fittydent® foi o mais eficaz entre os produtos de limpeza de próteses testados neste estudo, seguido do óleo essencial de tomilho, da nigella sativa e do CD Clean®

Interpretação e conclusão: Os resultados do estudo mostraram que todos os produtos de limpeza de próteses utilizados no estudo foram significativamente eficazes. O estudo indicou que o Fittydent é mais eficaz entre os produtos de limpeza de próteses dentárias devido ao seu mecanismo de ação; no entanto, os extractos de plantas utilizados neste estudo foram muito eficazes contra a candida albicans quando comparados com água destilada. O método utilizado no estudo foi um teste simples de remoção de Candida, no qual foi estimulada a rotina diária de uso e limpeza de próteses dentárias dos pacientes. Por conseguinte, concluiu-se que o Fittydent foi o melhor produto de limpeza de próteses utilizado no estudo, tendo o óleo essencial de tomilho e a nigella sativa sido igualmente eficazes, seguidos do CD Clean.

PALAVRAS-CHAVE: Candida albicans, candidíase, produtos de limpeza para dentaduras, extractos de plantas, perborato de sódio, óleo essencial de tomilho, nigella sativa.

ÍNDICE DE CONTEÚDOS

Introdução

A situação de desdentação completa é mais frequentemente observada em indivíduos idosos e geriátricos e as alterações associadas ao envelhecimento também devem ser consideradas.

Por conseguinte, o aumento do número de próteses removíveis em serviço estimulou o interesse em medidas para controlar os depósitos e as manchas que normalmente se acumulam nas mesmas. Em termos estéticos, a utilização de dentes com contornos mais naturais e as tendências para superfícies pontilhadas tendem a proporcionar mais áreas de reentrância para a acumulação de placa bacteriana, manchas e detritos e, consequentemente, aumentam os problemas de limpeza do doente.[1]

A limpeza da prótese é essencial para evitar o mau cheiro, a estética deficiente e a acumulação de placa/cálculo e consequentes efeitos deletérios na mucosa.[2]

Uma das sequelas do uso de prótese dentária é a estomatite associada à prótese. A sua prevalência tem sido relatada como sendo de 15-65%.[3] A estomatite por dentadura é uma reação inflamatória da mucosa palatina e alveolar subjacente à prótese. Esta estomatite é mais frequentemente observada na mucosa maxilar.[9] Esta doença tem uma etiologia multifatorial, sendo a falta de higiene e o uso contínuo de próteses o fator mais frequente. A estomatite induzida por prótese dentária é a reação patogénica e um dos estados mais comuns de candidose crónica. A Candida albicans é o organismo microbiano presente na superfície de encaixe da prótese que se pensa ser um fator etiológico importante na patogénese da estomatite induzida por prótese.[3]

A adesão do microrganismo à superfície é um pré-requisito para a colonização dessa superfície. Foram realizados muitos estudos sobre a adesão da Candida albicans à resina acrílica da prótese, causada pela associação da levedura comensal e patogénica oportunista com a estomatite induzida pela prótese.[4-6] A Candida albicans pode ser regularmente isolada da placa da prótese, sugerindo uma associação patogénica.

Os materiais de base da prótese, como a resina termopolimerizável reforçada, têm superfícies altamente polidas, mas a ausência de uma higiene adequada pode levar à acumulação de placa bacteriana, que é um requisito para a ocorrência de estomatite; no entanto, o material de revestimento macio da prótese é mais suscetível à colonização microbiana.[5] As diferenças na topografia da superfície e na hidrofobicidade e química do substrato afectam a fixação de microrganismos a uma superfície, com um maior número de células retidas em superfícies mais ásperas após um procedimento de lavagem.[7-13] A prótese pode funcionar como um reservatório de infeção e as irregularidades da superfície aumentariam a probabilidade de os microrganismos permanecerem na superfície depois de a prótese ter sido limpa.[5]

A dentadura pode ser limpa mecanicamente, quimicamente ou através de uma combinação dos dois. Os agentes químicos, para além de serem simples de utilizar, são eficazes na redução da formação de biofilme de candidíase.[16] No entanto, sugere-se que podem causar efeitos secundários, incluindo manchas, branqueamento e odor desagradável.[17] Foram também sugeridos diferentes métodos de tratamento para a estomatite por dentadura. Os regimes de tratamento incluem o revestimento com condicionadores de tecidos, substâncias químicas como a clorexidina e o hipoclorito de sódio, uma higiene eficaz da prótese e a remoção da prótese à noite.[18-20] A associação destes procedimentos com a aplicação tópica de agentes antifúngicos nas áreas afectadas e nas próteses também é relevante. Os fármacos mais utilizados são os compostos imidazólicos, os derivados poliénicos (Nistatina) e a anfotericina B. No entanto, a toxicidade e a resistência a estes fármacos antifúngicos são problemas para os quais se têm observado resultados variáveis e a taxa de recorrência é elevada.[21]

Os produtos naturais provaram ser uma alternativa às substâncias químicas sintéticas e o interesse nas plantas medicinais como fonte de agentes antimicrobianos tem crescido dramaticamente. Foi relatada uma grande variedade de extractos de plantas com atividade antifúngica contra a candida albicans. Além disso, as plantas medicinais podem desempenhar um papel muito importante no tratamento da estomatite dentária.[21]

No entanto, o conhecimento sobre a sua utilização como produtos de limpeza de próteses é limitado. Não existem muitos estudos que comparem os produtos de limpeza químicos comerciais e os extractos de plantas em diferentes materiais de base de próteses dentárias e também não existem estudos que comparem a atividade antimicrobiana da resina termopolimerizável reforçada, da resina termopolimerizável e do material de revestimento de próteses moles. Assim, foi realizado um estudo para comparar a eficácia de dois extractos de plantas e de dois produtos de limpeza de próteses dentárias disponíveis no mercado contra a candida albicans aderente à resina acrílica reforçada para base de próteses dentárias, à resina termopolimerizável e ao material de revestimento de próteses moles.

Finalidades e objectivos

OBJECTIVOS:

- Avaliar e comparar a eficácia de dois extractos de plantas e de dois produtos de limpeza de próteses dentárias disponíveis no mercado contra a candida albicans aderente à resina acrílica reforçada para base de próteses dentárias e à resina termopolimerizável.

- Avaliar e comparar a eficácia de dois extractos de plantas e de dois produtos de limpeza de próteses disponíveis no mercado contra a Candida albicans aderente ao material de revestimento de próteses moles.

OBJECTIVO:

- Avaliar a eficácia dos extractos de plantas contra a candida albicans aderente a resinas acrílicas de base de dentadura, resinas acrílicas reforçadas e material de revestimento de dentadura mole.

- Avaliar a eficácia de produtos de limpeza de próteses dentárias à base de peróxido disponíveis no mercado contra a candida albicans aderente a resinas acrílicas de base de prótese, resinas acrílicas reforçadas e material de revestimento de próteses moles.

- Comparar a eficácia dos extractos de plantas com os produtos de limpeza de dentaduras disponíveis no mercado contra a candida albicans.

Revisão da literatura

Foi efectuada uma investigação para desenvolver um novo modelo in vitro de colonização de próteses dentárias por bactérias e leveduras. Candida albicans e Streptococcus mutans, organismos associados à estomatite dentária, colonizaram de forma reprodutível os espaços em branco das próteses dentárias em números elevados. Tanto o Efferdent como o Su per-Strength Polident foram capazes de reduzir substancialmente ou eliminar a colonização de S mutans. No entanto, em nítido contraste, não foram observadas reduções significativas de C albicans aderentes com nenhum dos agentes de imersão de próteses.[23]

Foi efectuada uma avaliação das propriedades físicas (resistência à flexão e dureza da superfície) de resinas de prótese dentária polimerizadas por calor e por luz após colonização por cândida e regimes de tratamento da cândida. As resinas activadas por luz podem ser os materiais de eleição para pacientes propensos a estomatite de prótese, uma vez que demonstraram uma menor degradação global das modalidades de tratamento da candidíase.[24]

Foi efectuado outro estudo para avaliar a eficácia de limpeza dos produtos de limpeza de próteses dentárias comerciais e a sua capacidade de reduzir a atividade do biofilme de Candida albicans. Foi desenvolvido um método simples para medir a atividade do biofilme de Candida utilizando a alteração do pH do Stomastat e utilizado para avaliar a eficácia de 11 produtos de limpeza de próteses dentárias comerciais no biofilme de Candida albicans. A capacidade dos agentes de limpeza para diminuir a atividade fúngica variou em função dos componentes dos agentes. Em geral, os produtos de limpeza de próteses com peróxido, um desinfetante e um produto de limpeza enzimático foram mais eficazes do que os outros tipos testados neste estudo.[2] Foi apresentado um caso de lesão química da mucosa oral que resultou em sialadenite obstrutiva das glândulas submandibulares. A lesão ocorreu quando um paciente mastigou, engoliu e expectorou uma pastilha de limpeza de dentaduras de imersão ao tentar limpar uma ponte fixa. A literatura é revista relativamente a lesões semelhantes da mucosa oral causadas pela utilização incorrecta de produtos de limpeza de próteses. São apresentadas sugestões para a prevenção de tais lesões.[25]

Foi efectuado um estudo comparativo sobre a retenção de Candida albicans em superfícies lisas e rugosas de resina acrílica e silicone após um procedimento de lavagem para determinar o efeito da rugosidade da superfície na infeção e higiene da prótese. As suspensões de células padronizadas de C. albicans foram incubadas com superfícies lisas e rugosas de resina acrílica e silicone durante 1 hora a 24 °C. Após a lavagem, as células que tinham ficado retidas na superfície foram coradas com laranja de acridina e examinadas com microscopia fluorescente de feixe incidente. Os silicones utilizados em próteses foram processados contra pedra dentária. A rugosidade da superfície resultante pode facilitar a retenção microbiana e a infeção, pelo que deve ser reduzida ao mínimo.[15]

Num estudo realizado para determinar a eficácia da energia de micro-ondas na desinfeção de um material de revestimento macio de longa duração. Um material de revestimento macio de longa duração foi contaminado com microrganismos conhecidos e calculou-se a redução da contagem de organismos após regimes de desinfeção testados. Os regimes de desinfeção foram o micro-ondas durante 5 minutos, a secagem durante a noite e a imersão durante a noite numa solução diluída de hipoclorito de sódio. No que diz respeito aos microrganismos testados, a desinfeção do material de revestimento mole Molloplast-b numa solução diluída de hipoclorito de sódio provou ser mais eficaz do que a exposição à energia de micro-ondas, que por sua vez foi mais eficaz do que deixar o revestimento seco durante a noite.[26] Foi feita uma revisão dos métodos in vitro e in vivo para avaliar a eficácia dos produtos de limpeza de próteses. A revisão resumiu os métodos empregues para avaliar os produtos de limpeza de próteses dentárias. O resultado obtido varia consoante os métodos utilizados para avaliar a eficácia dos produtos de limpeza de próteses dentárias, particularmente entre os ensaios in vivo e in vitro. Além disso, salienta-se que os produtos químicos de limpeza de próteses dentárias não são tão eficazes no uso clínico como no ensaio in vitro.[16]

Foi efectuada uma avaliação da eficácia da irradiação por micro-ondas contra C albicans colonizada em 3 revestimentos de próteses moles e 1 resina de base de prótese polimerizada a quente, e o efeito desta irradiação na dureza dos materiais testados. A irradiação de cinco minutos, enquanto imerso em água, matou todos os C albicans presentes nos materiais testados e a irradiação repetida de 5 minutos afectou significativamente a dureza apenas do material PermaSoft.[27]

Foi efectuado um estudo de investigação sobre a dureza de 2 resinas de base de dentadura após desinfeção e imersão prolongada em água. Trinta e dois espécimes em forma de disco (13 mm de diâmetro e 8 mm de espessura) foram fabricados a partir de cada resina (Lucitone 550 e QC-20), polidos, armazenados em água a 37°C durante 48 horas, e submetidos a testes de dureza (número de dureza Vickers [VHN]) antes da desinfeção. Os métodos de desinfeção incluíram esfregaço com gluconato de clorexidina a 4% durante 1 minuto, imersão durante 10 minutos numa das soluções desinfectantes testadas (perborato de sódio a 3,78%, gluconato de clorexidina a 4% ou hipoclorito de sódio a 1%) e imersão em água durante 3 minutos. Os procedimentos de desinfeção foram repetidos 4 vezes, e foram efectuadas 12 medições de dureza em cada amostra. Dentro das limitações deste estudo in vitro, os espécimes QC-20 e Lucitone 550 exibiram valores de dureza significativamente mais baixos após a desinfeção, independentemente da solução desinfetante utilizada.[28]

Foi efectuado outro estudo para determinar a suscetibilidade de isolados de Candida obtidos de doentes com estomatite por dentadura associada a Candida a 4 antimicóticos. A suscetibilidade antifúngica foi avaliada utilizando o teste ATB-Fungus-2INT. Foi identificado um total de 120 estirpes de Candida: C albicans (59,2%), C glabrata (20%), C tropicalis (12,5%) e C parapsilosis (8,3%). A anfotericina B, a 5-fluorocitosina, o fluconazol e o itraconazol foram eficazes contra 100%, 98,6%, 88,7% e 87,3% da C albicans e 79,6%, 77,6%, 71,4% e 79,6% das outras estirpes de Candida, respetivamente.[29]

Foi realizado um estudo para avaliar a utilização do vinagre como agente antimicrobiano para o controlo de Candida spp. em utilizadores de próteses dentárias superiores completas. Verificou-se uma correlação positiva entre Candida e estomatite dentária, uma vez que a diminuição da contagem de ufc/mL (unidades formadoras de colónias por mililitro) foi correlacionada com uma redução dos casos de estomatite dentária. Embora não tenha sido capaz de eliminar a C. albicans, a imersão da prótese completa em solução de vinagre a 10%, durante a noite, reduziu as quantidades (ufc/mL) de Candida spp.[30]

Foi feita uma revisão para discutir criticamente vários factores-chave que controlam a adesão de espécies de Candida que são relevantes para a estomatite associada a próteses. Uma compreensão fundamental abrangente é dificultada por resultados contraditórios devido às grandes variações nos protocolos experimentais, enquanto outros factores nunca foram estudados em profundidade. A energia livre da superfície e a rugosidade da superfície controlam a adesão inicial, mas não foram comunicadas alterações temporais.[31]

Foi efectuado um estudo para determinar a influência dos produtos de limpeza de próteses na estabilidade da cor de 3 tipos diferentes de resina acrílica. Foram avaliadas uma resina acrílica de base de prótese polimerizada a quente (HP) (Acron), uma resina acrílica dura de reembasamento direto (AP) autopolimerizada (Denture Liner) e uma resina acrílica dura de reembasamento direto polimerizada à luz visível (VLP) (Tokuso Lite-Rebase). Foram encontradas diferenças significativas ($P<.05$) entre as resinas acrílicas e os produtos de limpeza de próteses em termos de alteração de cor (ΔE) produzida após 365 dias. Estes resultados sugerem que a estabilidade da cor das resinas acrílicas de base de dentadura é influenciada pelo tipo de polimerização e pelo tipo de produto de limpeza de dentaduras utilizado.[32]

Foi feita uma avaliação do efeito da desinfeção química e por micro-ondas na dureza Vickers (VHN) e na rugosidade da superfície (Ra, µm) de 2 resinas duras para reembasamento de cadeira (Kooliner, DuraLiner II) e 1 resina de base de dentadura de polimerização a quente (Lucitone 550).As medições da dureza e da rugosidade foram efectuadas após: polimerização e imersão em água (37°C) durante 7 dias (controlos), ou exposição repetida à desinfeção por imersão em perborato de sódio (50°C/10 min) ou irradiação por micro-ondas. A desinfeção por imersão em perborato de sódio ou irradiação por micro-ondas não afectou negativamente a dureza de todos os materiais avaliados. O efeito de ambos os métodos de desinfeção na rugosidade variou entre os materiais.[33]

Foi efectuado um estudo para avaliar a eficácia dos produtos de limpeza de próteses dentárias em biofilmes de Candida de uma e duas espécies formados em resina de poliamida. Foram preparados espécimes de resina de polimetilmetacrilato (PMMA) (Acron MC) e de resina de poliamida (Flexite M.P.) (n=116) e a sua rugosidade superficial foi padronizada. A energia livre de superfície (SFE) foi medida para alguns espécimes, enquanto os restantes foram divididos aleatoriamente por sorteio em 24 grupos (n=8) para o ensaio de biofilme. O biofilme de C. albicans e/ou C. glabrata foi formado durante 72 horas e, em seguida, as amostras foram tratadas com uma solução de limpeza enzimática (Polident 3 Minutes), uma solução de limpeza (Corega Tabs) ou uma solução de hipoclorito de sódio (NaOCl) a 0,5%. A água serviu como controlo negativo. Os microrganismos aderentes remanescentes foram removidos dos espécimes tratados por ondas ultra-sónicas e as unidades formadoras de colónias (UFC) de cada microrganismo foram calculadas. O crescimento mais elevado de biofilme de Candida spp. ocorreu na resina de poliamida quando comparada com PMMA. Os produtos de limpeza de próteses foram capazes de remover o biofilme de Candida spp. formado em ambas as resinas de base de prótese.

Foi avaliada a presença de Candida albicans na superfície interna da prótese maxilar e no sangue de pacientes com estomatite por dentadura.

Embora os resultados não tenham revelado a presença de C albicans na corrente sanguínea dos doentes, foi confirmada uma forte relação entre a estomatite por dentadura e a Candida sp, tanto na mucosa palatina como na dentadura maxilar.[35]

Foi feita uma revisão sobre os fitomedicamentos, que estão a tornar-se mais populares em todo o mundo. Os efeitos das principais plantas medicinais que se afirma serem úteis como agentes antifúngicos no tratamento da Estomatite Dentária. São mencionados os remédios à base de plantas que se revelaram potencialmente promissores.[21]

Foi realizado um estudo sobre o rastreio de extractos de plantas de sementes de Nigella sativa contra várias estirpes de fungos patogénicos para avaliação antifúngica. A extração e o isolamento das sementes de Nigella sativa foram efectuados utilizando o método de percolação a frio e estes extractos foram avaliados quanto à atividade antifúngica pelo método padrão de diluição em caldo. Após a avaliação dos extractos de plantas, o isolamento da timoquinona dos extractos de plantas foi efectuado através do método de análise cromatográfica em camada fina e a timoquinona foi ativa contra a maioria das estirpes de fungos, incluindo Candida albicans.[36]

Foi efectuado um estudo comparativo para avaliar a eficácia de quatro tipos de imersão quimicamente diferentes de produtos de limpeza de próteses dentárias disponíveis no mercado em próteses completas recentemente fabricadas em pacientes saudáveis, utilizando o método de quantificação microbiológica. Verificou-se que os agentes de limpeza eram eficazes pela seguinte ordem: solução de hipoclorito de sódio (0,02%), fosfato trissódico, perborato de sódio e gluconato de clorexidina (0,2%). [37]

Foi efectuado outro estudo para testar a atividade antifúngica in vitro de constituintes puros de óleos essenciais. Oito derivados terpénicos (carvacrol, farnesol, geraniol, linalol, mentol, mentona, terpinen-4-ol e aterpineol), um fenilpropanóide (eugenol), um álcool fenetílico (tirosol) e fluconazol foram avaliados contra 38 Candida isoladas de utilizadores de dentaduras. Verificou-se que o carvacrol, o eugenol, o geraniol, o linalol e o terpinen-4-ol eram muito activos in vitro contra os isolados orais de Candida.[38]

Foi feita uma avaliação da atividade antifúngica do óleo essencial de coentros de acordo com técnicas bacteriológicas clássicas, bem como com citometria de fluxo. O efeito do óleo essencial sobre a formação de tubos germinativos, considerado um importante fator de virulência, e o potencial sinergismo com a anfotericina B também foram estudados. Foi também obtido um efeito sinérgico entre o óleo de coentros e a anfotericina B para as estirpes de C. albicans, enquanto que para a estirpe de C. tropicalis apenas foi observado um efeito aditivo.[39]

Foi realizada uma investigação para estudar as actividades antimicrobianas do Olbas® Tropfen (a seguir designado Olbas), um destilado de óleo essencial complexo tradicionalmente utilizado, em comparação com os seus ingredientes individuais de óleo essencial. O Olbas demonstrou uma elevada atividade antimicrobiana contra todas as estirpes de teste utilizadas neste estudo, entre elas MRSA (Staphylococcus aureus resistente à meticilina) e VRE (Enterococcus resistente à vancomicina) resistentes a antibióticos.[40]

Foi feito um estudo sobre o rastreio de aditivos alimentares e extractos de plantas contra Candida albicans in vitro para a prevenção da estomatite dentária. O método de difusão em ágar e o método de difusão em disco foram utilizados para determinar a atividade antifúngica, e o método de diluição em ágar para determinar as concentrações inibitórias mínimas dos aditivos alimentares e extractos de plantas. O butilparabeno de sódio apresentou o valor mais baixo de CIM entre os cinco aditivos alimentares testados e o óleo essencial de tomilho, o melhor entre os extractos de plantas.[22]

Foi efectuado outro estudo para avaliar a eficácia de limpeza dos produtos de limpeza de próteses dentárias comerciais e a sua capacidade de reduzir a atividade do biofilme de Candida albicans. Foi desenvolvido um método simples para medir a atividade do biofilme de Candida utilizando a alteração do pH do Stomastat e utilizado para avaliar a eficácia de 11 produtos de limpeza de próteses dentárias comerciais no biofilme de Candida albicans. A capacidade dos agentes de limpeza para diminuir a atividade fúngica variou em função dos componentes dos agentes. Em geral, os produtos de limpeza de próteses dentárias à base de peróxido, um desinfetante e um produto de limpeza enzimático foram mais eficazes do que os outros tipos testados neste estudo.[41]

Esta investigação foi feita para avaliar as actividades antifúngicas de extractos etéreos e metanólicos de óleos voláteis de sementes de Nigella Sativa que foram testados contra bactérias patogénicas e estirpes de fungos. Verificou-se que o óleo volátil tinha actividades antifúngicas e antibacterianas significativas em comparação com os controlos positivos de tetraciclina, cefuroxima e ciprofloxacina. Os extractos etéreo e metanólico foram comparados entre si para as actividades antifúngica e antibacteriana e os extractos etéreo mostraram uma atividade mais forte do que o metanólico.[42]

Foi efectuada uma avaliação do efeito dos produtos de limpeza de próteses na formação de biofilme de Candida albicans sobre revestimentos resilientes e para avaliar a compatibilidade entre revestimentos resilientes e produtos de limpeza de próteses. Com base nos resultados dos níveis de ligação da C. albicans, não se recomenda a imersão do COE-SOFT™ em produtos de limpeza de próteses, e o GC RELINE™ e o SOFRELINER TOUGH® devem ser imersos em Cleadent®.[43]

Materiais e método

1) **Armamentário**
a) Placas de Petri
b) Tubos de ensaio
c) Frascos de penicilina
d) Micro pipetas
e) Tubos de inoculação
f) Frasco de medição
g) Incubadora (Labotech - modelo Deluxe: BDI-54)
h) Microscópio invertido {(TMC 400) Labomed}
2) **Materiais**
a) Resina de cura por calor reforçada com fibras (Acralyan-H)
b) Resina de cura por calor (DPI- Cura por calor)
c) Revestimentos macios para próteses (GC Soft Liner)
d) Ágar sangue (Himedia-M073)
e) Caldo de dextrose de Sabround (Himedia-M033-1004)
f) Óleo essencial de tomilho (Deve Herbes)
g) Nigella sativa
h) Fittydent®
i) CD Clean®
j) Água destilada
k) Metanol
l) Cristal violeta

Método de estudo:

A metodologia foi dividida nas seguintes partes:

1. Fabrico de espécimes.

2. Esterilização dos espécimes.

3. Preparação dos meios de cultura ágar-sangue e caldo de dextrose de Sabround.

4. Cultura de Candida albicans e preparação do caldo para inoculação.

5. Exposição dos espécimes a Candida albicans.

6. Preparação de produtos de limpeza para dentaduras.

7. Teste de remoção de Candida.

8. Contagem das células de cândida.

9. Análise estatística.

Fabrico de espécimes: Neste estudo, foram fabricados 180 espécimes de resina acrílica termopolimerizável reforçada, resina termopolimerizável reforçada convencional e espécimes de material de revestimento de próteses moles com dimensões de 10x10x2 mm. Cada um dos materiais de base de prótese era constituído por 60 espécimes, respetivamente. Os espécimes foram agrupados de A a C, Grupo A - reforçado com fibra curada pelo calor, Grupo B - convencional curado pelo calor e Grupo C - para revestimento macio e cada espécime foi numerado de 1 a 60 em cada grupo (A1 a 60, B1 a 60, C1 a 60).

Para preparar o molde de cera, utilizou-se um molde metálico de aço inoxidável com as dimensões de 10x10x2 mm. Os moldes de cera foram colocados em frascos de acordo com a técnica convencional, assegurando o fecho completo entre as partes opostas do frasco. Procedeu-se à desparafinagem. Os moldes formados foram imersos em água quente para remover quaisquer vestígios de petróleo ou cera e também para facilitar a aplicação do meio de separação. As cavidades do molde assim obtidas foram utilizadas para o fabrico de espécimes de resina acrílica.

A resina de base de dentadura foi misturada. O monómero e o polímero foram misturados e deixados a polimerizar durante 7 a 11 minutos a 22°-24°C até se atingir a fase de massa. Para a cura convencional e reforçada pelo calor, a proporção da mistura foi de 1:3 em peso. Depois de atingida a fase de massa, esta foi amassada com os dedos e colocada nos moldes do frasco metálico. Os frascos foram colocados na prensa pneumática para embalar a resina de base de dentadura, inicialmente a 1500 psi e, finalmente, a 3500psi, durante 30 minutos. O frasco foi fechado e deixado durante uma hora antes da cura; depois disso, o frasco foi imerso num tanque de polimerização automático a 74°C durante 1:30 horas e fervido durante 1 hora. Após a cura em bancada durante 30 minutos, a polimerização foi efectuada de acordo com as instruções do fabricante. O frasco foi deixado arrefecer até à temperatura ambiente antes de ser aberto; depois de retirado o frasco e da limpeza superficial, foi feito o acabamento de uma das superfícies com lixa de grão fino e polido com um pano húmido com pasta de pedra-pomes.

Para o material de revestimento macio, foi utilizada uma proporção recomendada de pó e líquido de 11 g de pó para 8 ml de líquido e vertida para um copo de mistura grande. O pó foi adicionado lentamente ao líquido e agitado durante 30 segundos. O revestimento macio foi vertido diretamente no espaço do molde e os dois componentes do frasco foram pressionados um contra o outro durante

3 minutos. Em seguida, o frasco foi aberto, o excesso foi cortado e o frasco foi novamente fechado durante 5 minutos.

Esterilização de espécimes de resina acrílica: Os espécimes de resina acrílica foram esterilizados numa câmara de luz ultravioleta durante 5 minutos. Como a luz ultravioleta não

Para que os materiais opacos não penetrassem, os espécimes foram virados com uma pinça esterilizada e o outro lado foi esterilizado durante 5 minutos. 12 espécimes de acrílico foram então colocados num saco de plástico com fecho de correr, esterilizado na mesma câmara.

Preparação dos meios de cultura ágar-sangue e caldo de dextrose de Sabround:

A base de ágar-sangue foi preparada de acordo com as instruções do fabricante. Em seguida, foi esterilizada em autoclave a 121°C durante 15 minutos. A base de ágar-sangue preparada foi transferida para um banho de água a 50°C. Quando a base de ágar foi arrefecida a 50°C, foi vertida assepticamente e misturada suavemente. Evitou-se a formação de bolhas de ar. Em seguida, distribuíram-se 15 ml em cada placa de Petri estéril.

Para o caldo de dextrose de Sabround, 65 g de 50 ml de meio foram suspensos num litro de água purificada e aquecidos com agitação frequente e fervidos durante um minuto para dissolver completamente o meio. Em seguida, foi autoclavado a 121°C durante 15 minutos. Depois disso, deixou-se arrefecer à temperatura ambiente.

Cultura de Candida albicans e preparação do caldo para inoculação: As espécies de Candida albicans foram obtidas a partir de estirpes padrão de Candida albicans da ATCC (American type culture collection). Foram colhidas estrias de Candida albicans com uma ansa inoculadora estéril e inoculadas no ágar-sangue, que foi mantido em incubação numa estufa durante 48 horas a 30°C. Em seguida, foi preparada uma infusão de cérebro e coração (BHI) e as colónias de candida foram introduzidas na mesma com uma ansa de inoculação para fazer uma suspensão de 3 ml. Esta suspensão de BHI com candida albicans foi introduzida no caldo de dextrose de Sabround (SDA), que foi mantido num frasco de penicilina de 5 ml, utilizando uma micropipeta. E agitou-se lentamente. Todos os procedimentos foram efectuados em condições assépticas. Este foi incubado aerobicamente a 37^c durante 24 horas. **Exposição das amostras à Candida albicans:** As amostras estéreis de vários grupos foram imersas, com a superfície rotulada virada para baixo, em placas de Petri contendo 5 ml de caldo de dextrose de Sabourand com Candida albicans. Estas foram incubadas durante 16 horas a 37°C numa incubadora. Isto simulou a duração da prótese usada pelo doente durante o dia. Após a incubação, foi observada uma pequena película de crescimento de candidíase na superfície das amostras. Em seguida, as amostras inoculadas foram lavadas com água corrente da torneira para simular o procedimento de limpeza de rotina da dentadura do doente.

Preparação de produtos de limpeza para dentaduras: Adicionou-se 1 pastilha de produto de limpeza com peróxido (Grupo IV) a 100 ml de água e uma colher de chá de pó completo de produto de limpeza com peróxido (Grupo I) a 100 ml de água, de acordo com as instruções do fabricante. Foram colocados 40 ml de óleo essencial de tomilho (Grupo III) nas petrideiras. E também 40 ml de óleo essencial de nigella sativa (Grupo II) foram colocados nos petrídeos. Para o grupo de controlo, foi colocada água destilada (40 ml) num petrídeo.

Teste de remoção de Candida: Os espécimes foram imersos em placas de Petri contendo agentes de limpeza de dentaduras. Depois foram armazenados durante 8 horas à temperatura ambiente. Isto imitou a imersão nocturna das dentaduras em produtos de limpeza, de acordo com as instruções do fabricante. Depois disso, os espécimes foram lavados em água corrente da torneira e fixados com metanol, depois corados com violeta cristal, secos e examinados ao microscópio invertido.

Contagem de células de cândida: As células de Candida aderentes às amostras de resina acrílica foram contadas ao microscópio invertido (ampliação x40). As células de cândida nas amostras apareceram como células redondas a ovais com cerca de 4 a 8μm, as manchas de violeta de cristal foram retidas pela cândida. Toda a superfície (10x10 mm) do espécime foi contada. Cada campo (1,1 mm^2) foi contado e totalizado. O número de células aderentes nas amostras de teste foi comparado com o número de células aderentes no controlo.

Análise estatística:

Os resultados foram apresentados como média+DP e percentagens sempre que necessário. O teste

"T" não emparelhado foi utilizado para a comparação entre dois grupos, seguido do teste ANOVA de Kruskal Walli, que foi utilizado para grupos múltiplos e seguido do teste de Tukey para a comparação global entre grupos principais. Para todos os testes, foi considerado um valor de p igual ou inferior a 0,05 para a significância estatística.

Todos os cálculos estatísticos foram efectuados utilizando o SPSS® (pacote estatístico para as ciências sociais) para Windows® versão 14.0 (SPSS Inc, Nova Iorque).

Quadro 1: Agrupamento dos espécimes.

Grupos		A Resina de cura por calor reforçada com fibras	B Resina convencional de cura por calor	C Revestimento de próteses moles
I	CD Clean®	12 espécimes	12 espécimes	12 espécimes
II	Nigella Sativa	12 espécimes	12 espécimes	12 espécimes
III	Óleo essencial de tomilho	12 espécimes	12 espécimes	12 espécimes
IV	FittyDent®	12 espécimes	12 espécimes	12 espécimes
V	Água destilada	12 espécimes	12 espécimes	12 espécimes

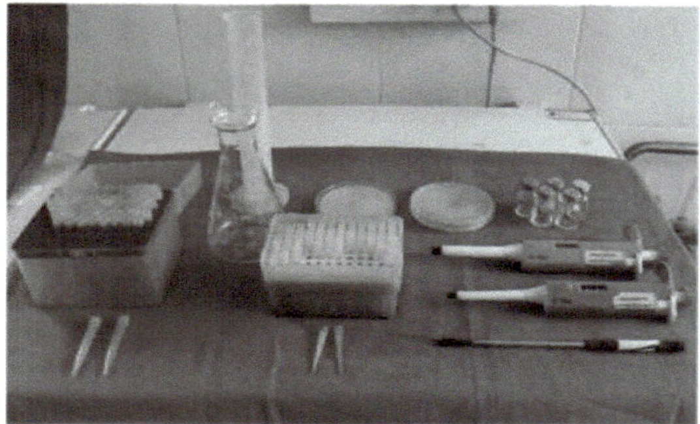

Figura 1: Armamento

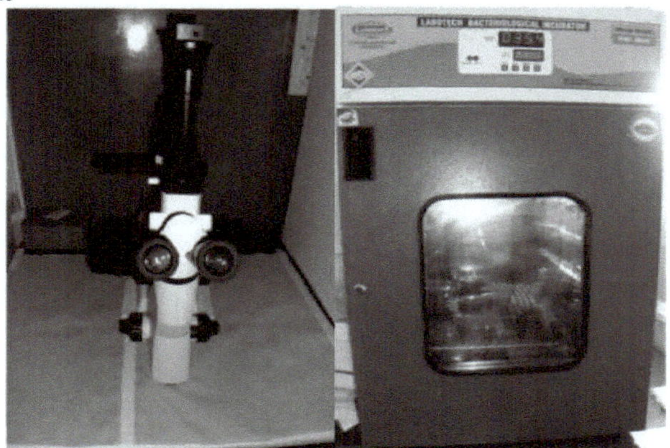

Figura 2: Microscópio invertido   **Figura 3:** Incubadora

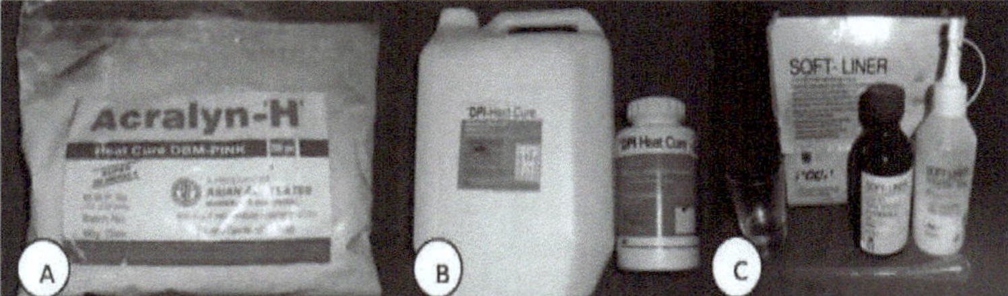

Figura 4: Materiais de base da prótese a) Resina termopolimerizável reforçada b) Resina termopolimerizável c) Revestimento de prótese macio

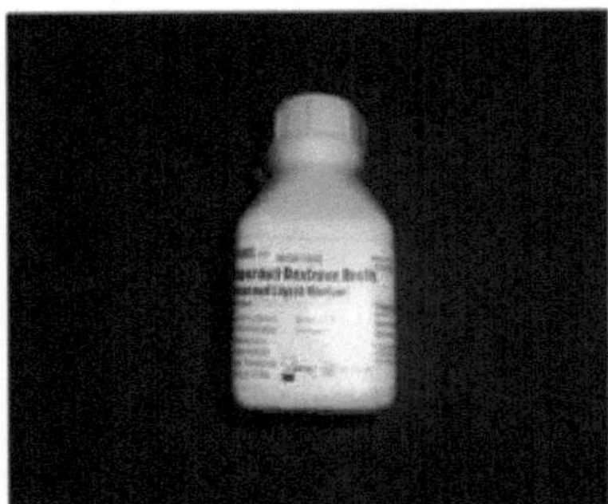

Figura 5: Caldo de Dextrose de Sabround

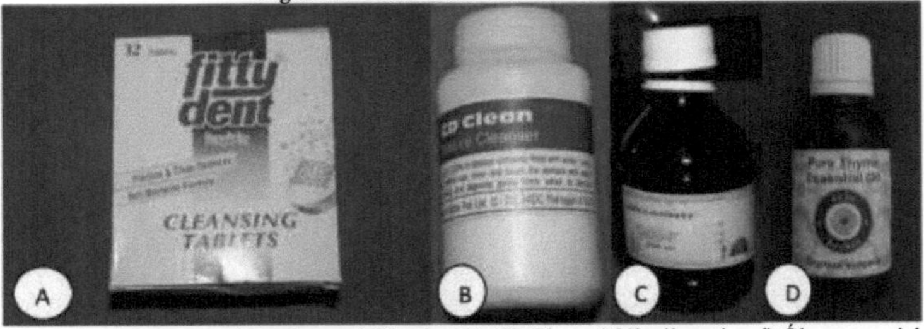

Figura 6: produtos de limpeza para dentaduras. a) Fittydent b) CD Clean c) Nigella sativa d) Óleo essencial de tomilho

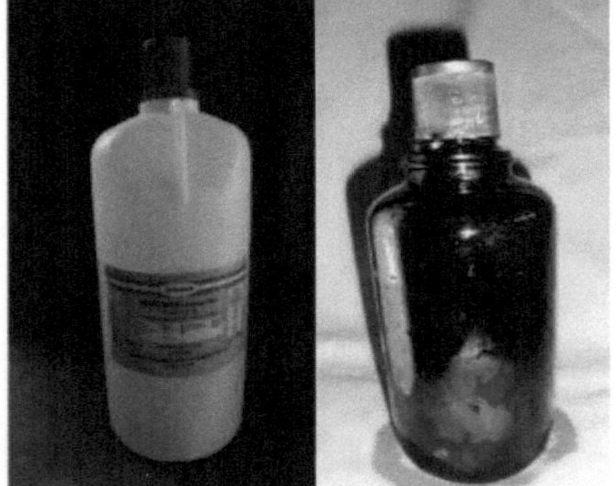

Figura 7: Metanol e violeta de cristal

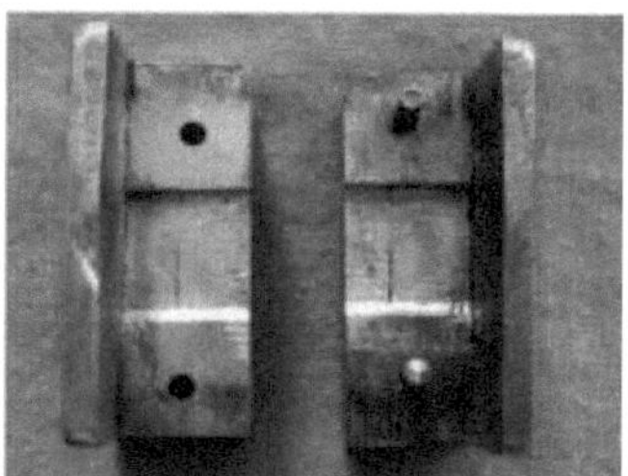

Figura 8: Matriz metálica para fabrico de provetes

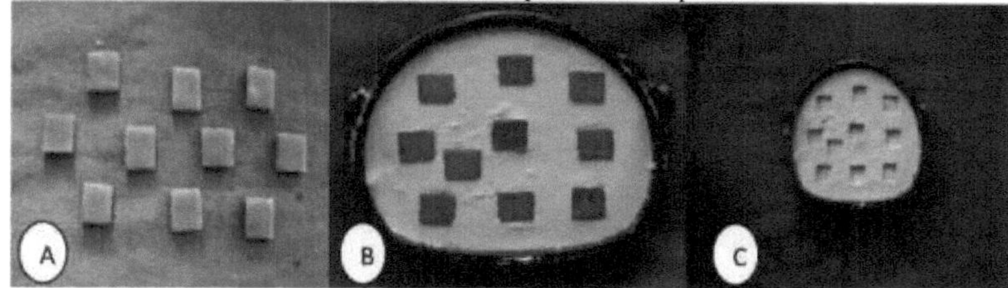

Figura 9: fabrico de espécimes; a) padrão de cera b) frasco de padrão de cera c) espaço do molde

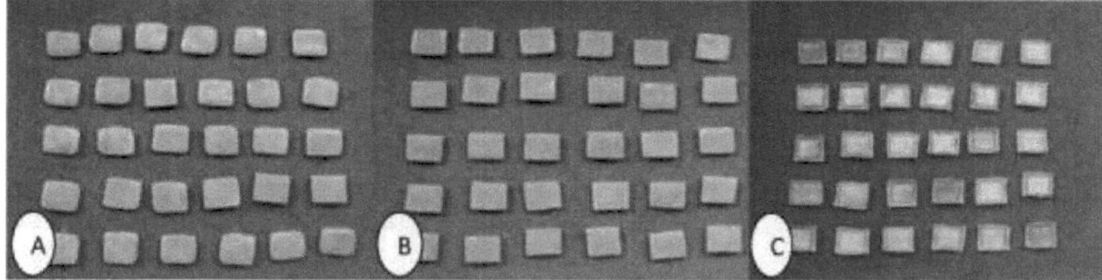

Figura 10: Espécimes a) reforçados com cura por calor b) resina de cura por calor c) reembasador de próteses moles

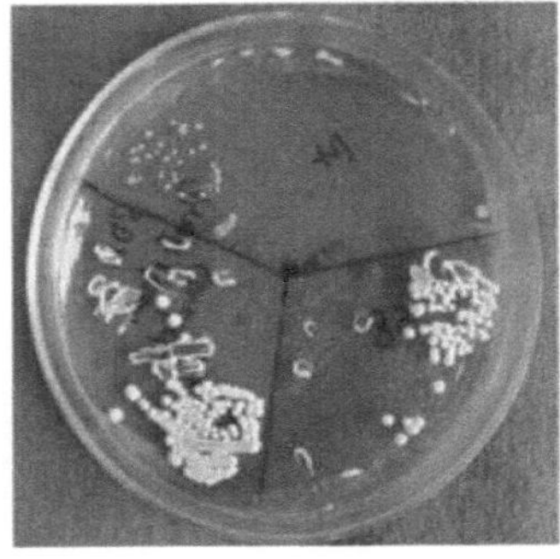

Figura 11: Norma ATCC de Candida albicans

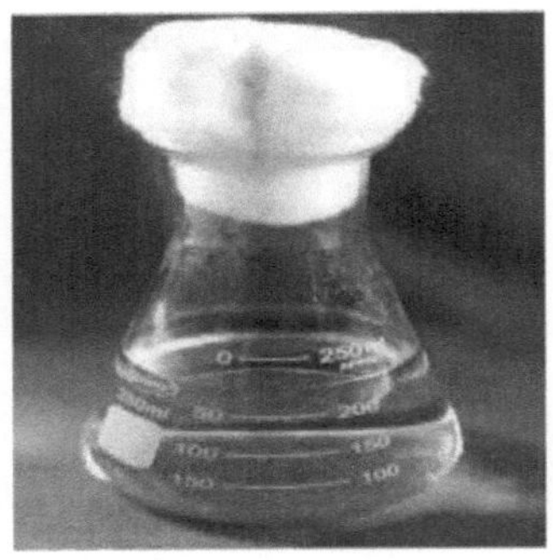

Figura 12: Caldo SDA preparado

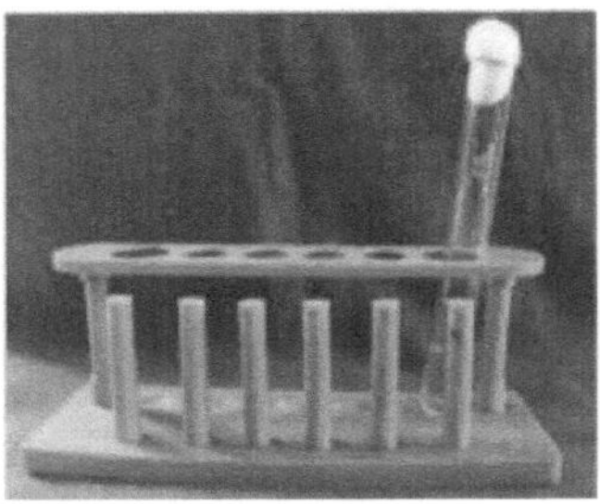

Figura 13: Caldo SDA inoculado com Candida albicans

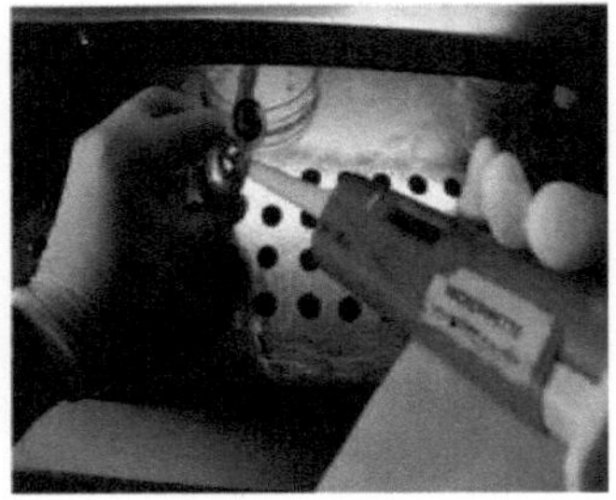

Figura 14: Inoculação de espécimes com candida albicans

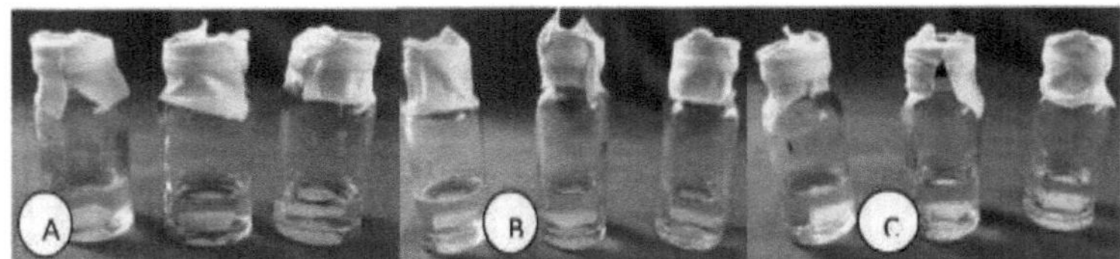

Figura 15: Espécimes imersos em caldo SDA contendo candida albicans. a) resina termopolimerizável reforçada b) resina termopolimerizável c) reembasador de próteses moles

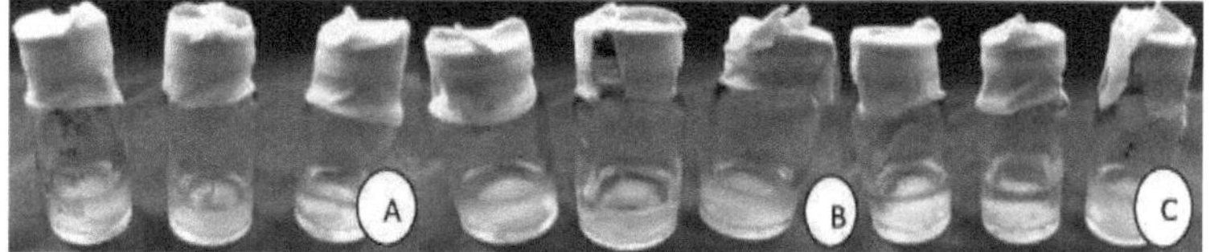

Figura 16: Espécimes com formação de biofilme de cândida após incubação durante 16 horas a 37°C. a) resina termopolimerizável reforçada b) resina termopolimerizável c) reembasador de próteses moles

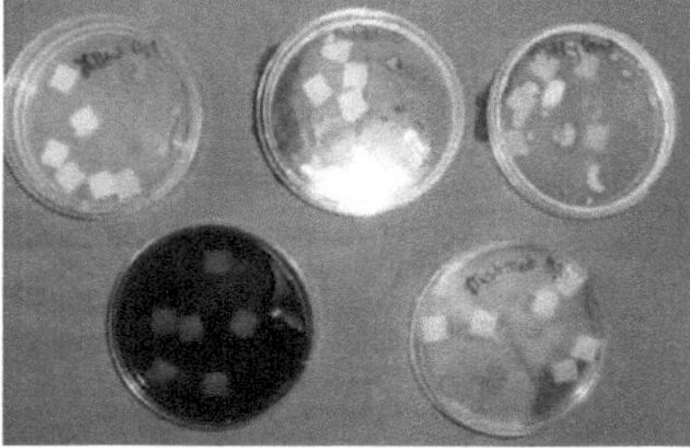

Figura 17: espécimes imersos em agentes de limpeza de próteses.
a) Óleo essencial de tomilho b) CD Clean c) Fittydent d) Nigella sativa e) Água destilada

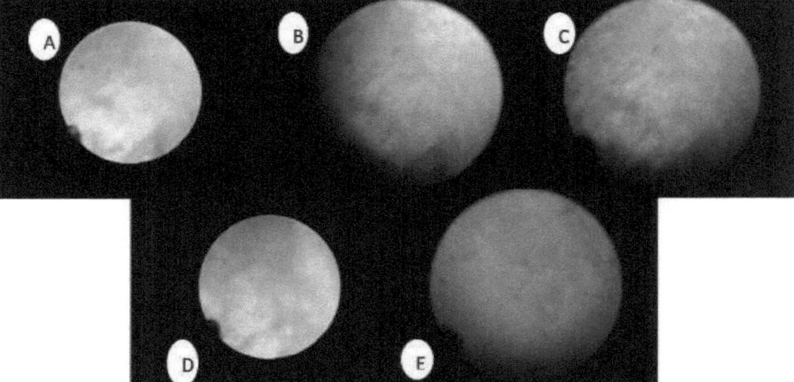

Figura 18: Imagem microscópica de células de cândida na superfície da resina termopolimerizável reforçada. a) CD CLEAN b) Nigella sativa c) Óleo essencial de tomilho d) Fittydent e) Água destilada.

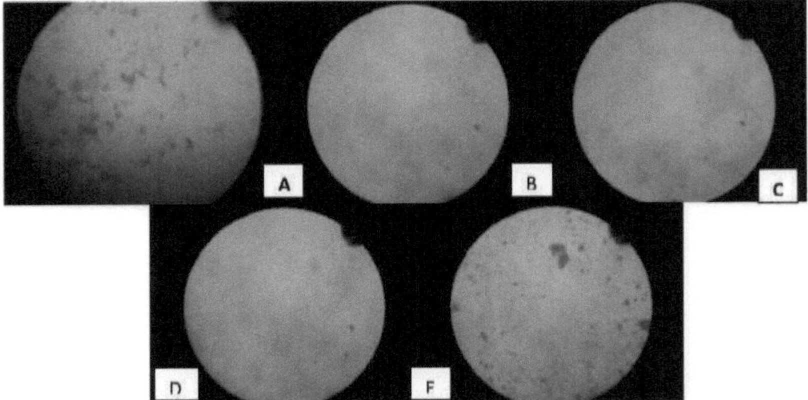

Figura 19: Imagem microscópica de células de cândida na superfície da resina termopolimerizável. a) CD CLEAN b) Nigella sativa c) Óleo essencial de tomilho d) Fittydent e) Água destilada.

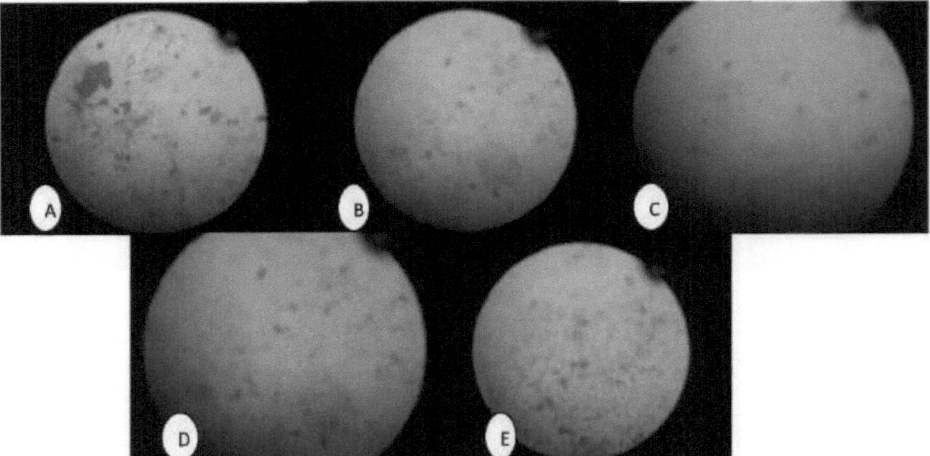

Figura 20: Imagem microscópica de células de cândida na superfície do reembasador de próteses moles. a) CD CLEAN b) Nigella sativa c) óleo essencial de tomilho d) Fittydent e) Água destilada.

Resultados

Este estudo foi feito principalmente para avaliar e comparar a eficácia de produtos de limpeza de dentaduras comerciais e de extractos de plantas. Foram utilizados quatro produtos de limpeza de próteses dentárias e a sua eficácia contra a cândida foi avaliada em dois materiais diferentes à base de próteses dentárias e num revestimento macio para próteses dentárias.

No presente estudo, foram utilizados 180 espécimes, dos quais 60 de cada resina termopolimerizável reforçada com fibras, resina termopolimerizável convencional e material de revestimento de próteses moles. Os espécimes foram divididos em três grupos, o grupo A para a resina termopolimerizável reforçada com fibras, o grupo B para a resina termopolimerizável convencional e o grupo C para o material de revestimento de próteses moles, respetivamente. Com base nos agentes utilizados e no grupo de controlo, foram criados cinco grupos principais de I a V para CD Clean®, Nigella sativa, óleo essencial de tomilho, FittyDent® e água destilada, respetivamente. (Tabela 1)

Table 2: Comparação entre os produtos de limpeza de próteses utilizados para resina termopolimerizável reforçada.

Foi efectuado um teste T não pareado para determinar a eficácia dos diferentes agentes individuais entre si. Na comparação entre o grupo II e o grupo III, o valor "t" foi de 0,26. O grupo III teve um melhor desempenho do que o grupo I contra a candida albicans, embora a diferença não tenha sido significativa.

Também foi efectuado o teste 't' não emparelhado entre o grupo IV e o grupo I, o valor 't' foi de 3,95 e o desvio padrão foi de 0,001, o que foi significativo. O grupo I tem uma melhor eficácia contra a candida albicans.

Table 3: Comparação entre produtos de limpeza de próteses dentárias comerciais e de extractos de plantas utilizados para resina termopolimerizável reforçada.

Foi efectuado o teste Annova de uma via e a média do grupo II foi de 3,3 e a do grupo III foi de 3,25. Além disso, o desvio-padrão do grupo II foi de 0,65 e o do grupo III foi de 0,86, respetivamente.

Tabela 3 & Gráfico I: Comparação de diferentes produtos de limpeza de próteses após o tratamento de resina termopolimerizável reforçada.

A contagem média de células do grupo III foi a mais baixa, 2,5, enquanto a do grupo I foi 3,58. E o seu desvio padrão foi de 0,52 e 0,79, respetivamente. O valor P global foi <0,001 e o teste foi altamente significativo. Também foi realizado o teste de Tukey, no qual o grupo I teve a melhor eficácia contra a candida albicans, seguido do grupo III e do grupo II e o último foi o grupo I, quando comparado com o grupo de controlo.

Table 4: Comparação entre os produtos de limpeza de próteses utilizados para resina termocurada

Foi também utilizada resina termopolimerizável como material de base da prótese e o teste foi repetido com os quatro agentes. Foi efectuado o teste 't' não pareado e, na comparação entre o grupo II e o grupo III, a média para o grupo II foi de 3,33 e para o grupo III foi de 3,25 e o desvio padrão foi de 0,65 e 0,75, respetivamente. Também aqui o grupo III teve um melhor desempenho do que o grupo II, mas a diferença não foi significativa.

O teste 't' não pareado também foi efectuado no grupo III e no grupo II e o desvio padrão para o grupo III foi de 0,49 e para o grupo I foi de 0,93. O valor de 't' foi de 4,9 e o valor de P foi <0,001, o que foi altamente significativo.

Table 5: Comparação entre produtos de limpeza de dentaduras comerciais e de extractos de plantas utilizados para resina termocurada.

Foi efectuado o teste Annova de uma via e a média para o grupo II foi de 3,33 e para o grupo III foi de 3,25. Além disso, o desvio padrão do grupo II foi de 0,65 e o do grupo III foi de 0,75.

Table 6: Gráfico II: Comparação de diferentes produtos de limpeza de próteses após tratamento de resina termocurada.

A contagem média do grupo IV foi de 2,33, enquanto a do grupo I foi de 3,83. O desvio padrão foi de 0,49 e 0,93, respetivamente. Em seguida, foi realizado o teste de Tukey, no qual, mais uma vez, o grupo IV teve um melhor desempenho do que os outros, seguido do grupo III, do grupo II e do grupo

I, em comparação com o grupo de controlo.

Table 7:   Comparação entre os produtos de limpeza de próteses utilizados para o revestimento de próteses moles.

Finalmente, o teste foi efectuado utilizando material de revestimento de próteses moles. O biofilme de cândida formou-se após 16 horas de inoculação. Os quatro agentes foram utilizados com água destilada como controlo.

Mais uma vez, foi efectuado um teste "t" não pareado entre os diferentes agentes individuais. A contagem média de células para o grupo II foi de 8,83 contra 6,58 para o grupo III e o desvio padrão foi de 1,33 e 0,66. O valor de 't' foi de 5,21 e o valor de P foi <0,001, o que foi altamente significativo. Também foi efectuado o teste "t" não emparelhado entre o grupo IV e o grupo I, o valor "t" foi 10,19 e o desvio padrão foi <0,001, o que foi altamente significativo. O grupo IV tem melhor eficácia contra a candida albicans.

Table 8:   Comparação entre produtos de limpeza de próteses dentárias comerciais e à base de extractos de plantas utilizados para o revestimento de próteses moles. Foi efectuado o teste Annova de uma via e a média para o grupo II foi de 8,83 e para o grupo III foi de 6,58. Além disso, o desvio padrão do grupo II foi de 1,33 e o do grupo III foi de 0,66.

Tabela 7 & Gráfico III: Comparação dos produtos de limpeza de próteses após o tratamento de material de revestimento de próteses moles. A contagem média do grupo IV foi de 4,08, enquanto a do grupo I foi de 9,67. O desvio padrão foi de 1,24 e 1,43, respetivamente. Em seguida, foi realizado o teste de Tukey, no qual, mais uma vez, o grupo IV teve um melhor desempenho do que os outros, seguido do grupo III, do grupo II e do grupo I, em comparação com o grupo de controlo.

Grupo I: CD CleanGrupo
Grupo II: Nigella sativaGrupo
Grupo III: Óleo essencial de tomilhoGrupo
Grupo IV: Fittydent
Grupo V: Controlo

A: Resina termoendurecível reforçada
B: Resina de cura pelo calor
C: Revestimento de próteses moles

Quadro 2: Comparação entre os produtos de limpeza de próteses utilizados para a resina termopolimerizável reforçada

Teste T não pareado	Média (% células)	Desvio padrão	valor "t	Valor "P
Grupo I A Grupo IIA	3.58 3.33	0.79 0.65	0.84	0.4(> 0.05)
Grupo I A Grupo III A	3.58 3.25	0.79 0.86	0.98	0.33(>0.005)
Grupo I A Grupo IV A	3.58 2.5	0.79 0.52	3.95	0.001(>0.001)
Grupo I A Grupo V A	3.58 34.58	0.79 7.8	13.66	<0.001
Grupo IIA Grupo III A	3.33 3.25	0.65 0.86	0.26	0.79(>0.05)
Grupo IIA Grupo IV A	3.33 2.5	0.65 0.52	3.45	0.02
Grupo IIA Grupo V A	3.33 34.58	0.65 7.8	13.79	<0.001
Grupo III A Grupo IV A	3.25 2.5	0.86 0.52	2.56	<0.01
Grupo III A Grupo V A	3.25 34.58	0.86 7.82	13.79	<0.001
Grupo IV A Grupo V A	2.5 34.58	0.52 7.82	14.17	<0.001

Quadro 3: Comparação entre os produtos de limpeza de próteses dentárias comerciais e de extrato vegetal utilizados para a resina termopolimerizável reforçada.

Grupo	Média	Desvio padrão	ANOVA
Grupo I	3.58	0.79	
Grupo II	3.33	0.65	F= 187.41
Grupo III	3.25	0.86	P< 0.001
Grupo IV	2.5	0.52	
Grupo V	34.58	7.82	

Teste de Tukey: Grupo IV> Grupo III> Grupo II> Grupo I> Grupo V

Quadro 4: Comparação entre os produtos de limpeza de próteses utilizados para a resina de cura pelo calor

Teste T não pareado	Média (% células)	Desvio padrão	valor "t	Valor "P
Grupo IB	3.83	0.93	1.51	0.14
Grupo IIB	3.33	0.65		
Grupo IB	3.85	0.93	1.68	0.10
Grupo IIIB	3.25	0.75		
Grupo IB	3.83	0.93	4.9	<0.001
Grupo IV B	2.33	0.49		
Grupo IB	3.83	0.93	22.69	<0.001
Grupo V B	36.67	4.92		
Grupo IIB	3.33	0.65	0.29	0.77
Grupo IIIB	3.25	0.75		
Grupo IIB	3.33	0.65	4.24	<0.001
Grupo IV B	2.33	0.49		
Grupo IIIB Grupo IV B	3.25 / 2.33	0.75 / 0.49	3.52	0.002
Grupo IIIB Grupo V B	3.25 / 36.67	0.75 / 4.92	23.2	<0.001
Grupo IIB Grupo V B	3.33 / 36.67	0.65 / 4.92	23.25	<0.001
Grupo IV B Grupo V B	2.33 / 36.67	0.49 / 4.92	24.03	<0.001

Quadro 5: Comparação entre os produtos de limpeza de dentaduras comerciais e de extractos de plantas utilizados para a resina termocurada.

Grupo	Média	Desvio padrão	ANOVA
Grupo I	3.83	0.93	
Grupo II	3.33	0.65	F= 510.99
Grupo III	3.25	0.75	
Grupo IV	2.33	0.49	P< 0.001
Grupo V	36.67	4.92	

Teste de Tukey: Grupo IV> Grupo III> Grupo II> Grupo I> Grupo V

Tabela 6: Comparação entre os produtos de limpeza de próteses utilizados para o revestimento de próteses moles.

Teste T não pareado	Média (% células)	Desvio padrão	valor "t	Valor "P
Grupo IC	9.67	1.43	1.47	0.15
Grupo II C	8.83	1.33		
Grupo IC	9.67	1.43	6.74	<0.001
Grupo IIIC	6.58	0.66		
Grupo IC Grupo IV C	9.67	1.43	10.19	<0.001
	4.08	1.24		
Grupo IC	9.67	1.43	11.65	<0.001
Grupo V C	42.4	9.65		
Grupo II C	8.83	1.33	5.21	<0.001
Grupo IIIC	6.58	0.66		
Grupo II C	8.83	1.33	9.02	<0.001
Grupo IV C	4.08	1.24		
Grupo II C Grupo V C	8.83	1.33	9.02	<0.001
	42.5	9.65		
Grupo IIIC Grupo IV C	6.58	0.66	6.14	<0.001
	4.08	1.24		
Grupo IIIC Grupo V C	6.58	0.66	12.85	<0.001
	42.5	9.65		
Grupo IV C Grupo V C	4.08	1.24	13.67	<0.001
	42.5	9.65		

Quadro 7: Comparação entre os produtos de limpeza de próteses dentárias comerciais e de extrato de plantas utilizados para o revestimento de próteses moles.

Grupo	Média	Desvio padrão	ANOVA
Grupo I	9.67	1.43	
Grupo II	8.83	1.33	F= 153.08
Grupo III	6.58	0.66	P< 0.001
Grupo IV	4.08	1.24	
Grupo V	42.5	9.65	

Teste de Tukey: Grupo IV> Grupo III> Grupo II> Grupo I> Grupo V

Gráfico 1: comparação de diferentes produtos de limpeza de próteses após o tratamento de resina termopolimerizável reforçada

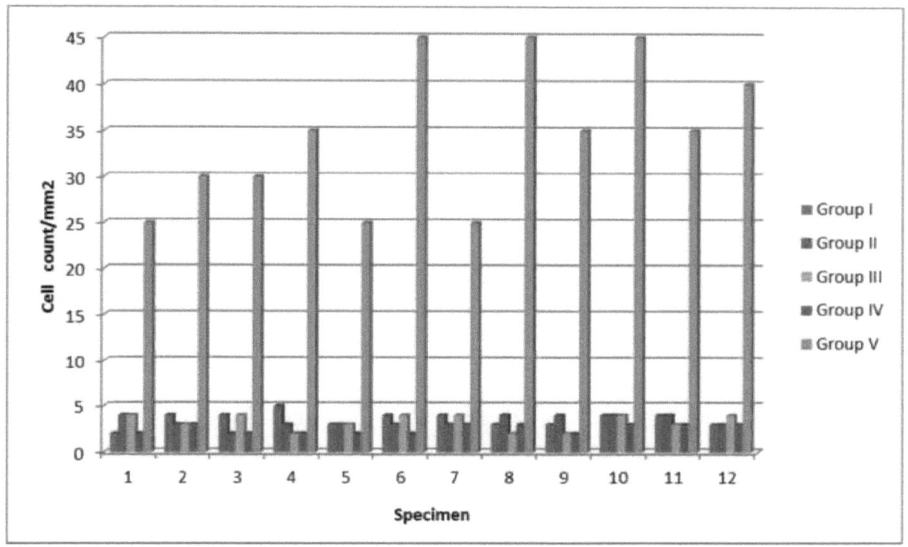

Gráfico 2: comparação de diferentes produtos de limpeza de próteses após tratamento de resina termocurada

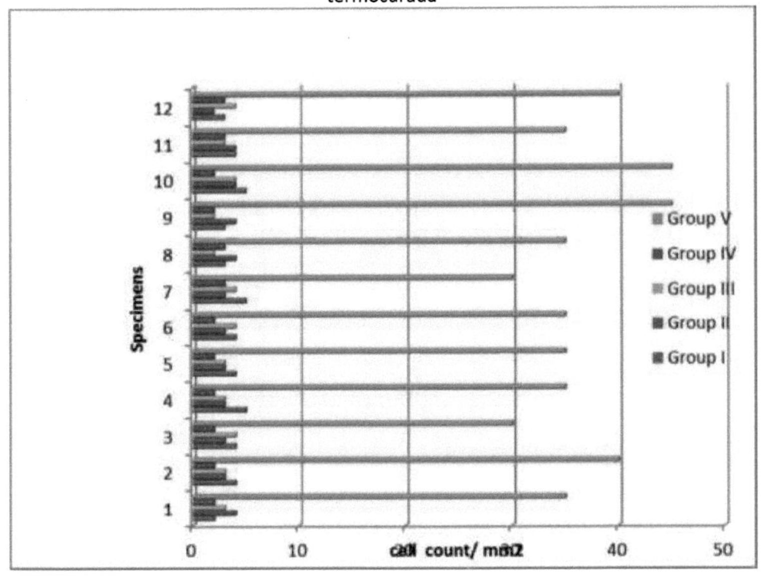

Gráfico 3: comparação de produtos de limpeza de próteses após o tratamento de material de revestimento de próteses moles

Gráfico 3: comparação de produtos de limpeza de próteses após o tratamento de material de revestimento de próteses moles

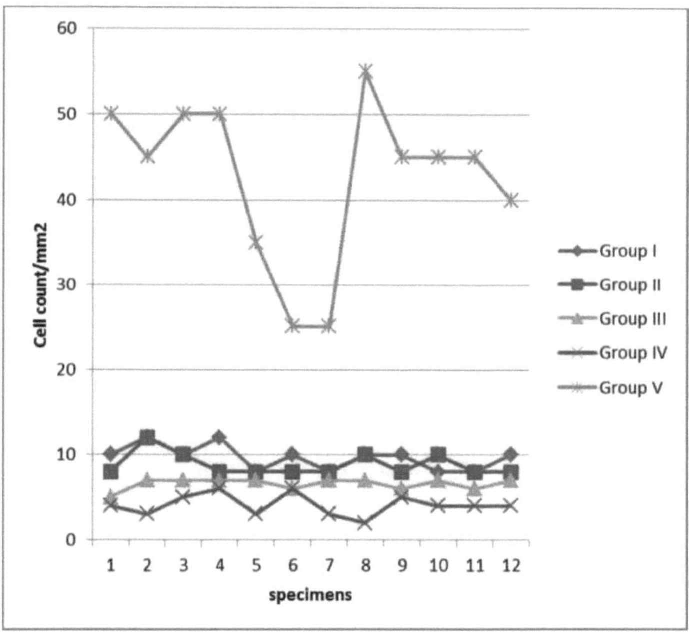

Discussão

A maior sensibilização dos pacientes para a medicina dentária e para a relação entre uma má higiene oral e a doença sistémica estimulou o interesse dos pacientes em melhorar o seu estado de higiene oral.[42] As infecções da cavidade oral por vários microrganismos são uma questão de grande preocupação. Drake et al[23] descobriram que a placa de dentadura contendo Candida Albicans desempenha um papel importante na patogénese da estomatite de dentadura.

A estomatite por dentadura tem sido relatada mais frequentemente em pacientes do sexo feminino e na mucosa palatina. Na estomatite por dentadura tipo I de Newton, em que a inflamação permanece focal, o trauma parece ser o responsável. Na estomatite dentária de Newton tipos II e III, em que a mucosa portadora de prótese está difusamente envolvida, a maioria dos trabalhadores afirma que a etiologia é multifatorial. São apresentadas provas que incriminam a colonização por Candida albicans da superfície de encaixe da prótese em muitos casos de estomatite dentária, que é geralmente promovida pelo uso contínuo da prótese.[55]

A limpeza da prótese é essencial para manter a operacionalidade da prótese, devido a preocupações estéticas e para a prevenção de estomatite relacionada com a prótese. Acredita-se que o tratamento preventivo e curativo mais eficaz para os agentes patogénicos é uma higiene adequada das próteses; os produtos de limpeza de próteses foram estudados para identificar o produto ideal.

Os produtos de limpeza de próteses dentárias ideais devem ser fáceis de utilizar, bactericidas e fungicidas, não tóxicos, inofensivos para a estrutura da prótese dentária e eficazes na remoção de depósitos orgânicos e inorgânicos.[46]

A limpeza mecânica demonstrou ser um meio eficaz de assegurar a limpeza das próteses e de obter uma mucosa saudável por baixo das próteses. No entanto, os produtos químicos de limpeza de próteses eficazes podem ser uma alternativa, especialmente para utilizadores de próteses geriátricas ou deficientes cuja destreza manual pode estar comprometida.[17]

Deve seguir-se um regime de limpeza de rotina da prótese dentária para remover e evitar a reacumulação de placa bacteriana.[42] De acordo com Jagger e Harrison, os métodos mecânicos utilizados com demasiado entusiasmo ou com técnicas de escovagem incorrectas podem desgastar o material de base da prótese.[47]

Também foram efectuados estudos sobre a adesão de Candida albicans à resina acrílica da prótese, causada pela associação da levedura comensal, patogénios oportunistas com estomatite induzida pela prótese. [4-6]

Os materiais de revestimento macio das próteses e outros materiais semelhantes são mais opacos, permeáveis e também susceptíveis à colonização microbiana.[15] As diferenças na topografia da superfície e na hidrofobicidade e química do substrato afectam a fixação de microrganismos a uma superfície, com um maior número de células retidas numa superfície mais áspera após o procedimento de lavagem.[11-13]

Os métodos de limpeza química provaram ser mais eficientes do que os métodos mecânicos, tal como sugerido por Sato et al. Os estudos in vitro ajudaram a compreender o modo de ação dos produtos de limpeza de dentaduras.[48]

O principal objetivo deste estudo in vitro foi avaliar e comparar a eficácia de dois extractos de plantas e de dois produtos de limpeza de próteses dentárias disponíveis no mercado contra a Candida albicans aderente à resina acrílica reforçada da base da prótese e ao material de revestimento da prótese macia. De acordo com Nakamoto et al[49] , os produtos químicos de limpeza de próteses dentárias podem ser divididos em cinco grupos com base nos seus principais componentes: Peróxidos alcalinos, hipocloritos alcalinos, ácidos, desinfetantes e enzimas. Entre estes, os peróxidos alcalinos são os mais utilizados. E também Nikawa et al. afirmaram que os produtos de limpeza de dentaduras à base de peróxido eram mais eficazes contra a candida albicans do que os outros agentes.[2] Por conseguinte, foram escolhidos para este estudo dois produtos de limpeza à base de peróxidos alcalinos - Fittydent® (comprimidos) e CD Clean® (pó).

Para os doentes geriátricos, o custo e a fácil disponibilidade são factores importantes na seleção de um produto de limpeza de próteses.[42] Liu et al. sugeriram que os agentes antifúngicos, como os extractos de plantas e os conservantes alimentares, podem ser utilizados como produtos de limpeza de próteses dentárias e têm uma boa eficácia contra a candida albicans. Especialmente o óleo essencial de tomilho possui uma forte atividade antifúngica contra a candida albicans in vitro e pode ser utilizado como desinfetante natural para a prevenção da estomatite dentária.[22] Sokovie e Van Griensven indicaram que o óleo essencial de tomilho é composto por pcimeno e timol.[22]

Os extractos de plantas têm uma grande variedade de aplicações e, desde há séculos, têm sido uma fonte potencial de novos compostos antimicrobianos. Os produtos naturais podem ser uma alternativa às substâncias químicas sintéticas e o interesse pelas plantas medicinais como fonte de agentes antimicrobianos tem vindo a aumentar. Foi comunicada a existência de uma grande variedade de extractos de plantas com atividade antifúngica contra C. albicans. *A Nigella sativa* é uma erva da família *das ranunculáceas* que é utilizada para uma variedade de fins terapêuticos como anticancerígeno, antifúngico, antibacteriano, antiparasitário e anti-inflamatório.[18-21] O mecanismo de ação da *Nigella sativa* é a inibição da síntese de ADN através da inibição da enzima HDAC que interage com o cromossoma. <u>Verificou-se que a timoquiniona é o ingrediente ativo.</u>[36] <u>Por conseguinte,</u> o extrato de <u>duas plantas,</u> o óleo essencial de tomilho e a nigella sativa, foram utilizados neste estudo como produtos de limpeza de dentaduras e foi avaliada a sua eficácia contra a candida albicans. A água destilada foi utilizada como controlo.

A remoção de células aderentes da superfície da base da prótese é uma parte importante da limpeza da prótese.[42] O teste de remoção de Candida é uma medida quantitativa da eficácia do agente de limpeza de próteses dentárias.[50] Como tal, neste estudo, o teste de remoção de Candida foi efectuado para verificar a eficácia dos agentes de limpeza de próteses. O presente estudo avaliou e comparou a eficácia de diferentes agentes de limpeza de próteses na remoção de Candida da superfície de espécimes de resina acrílica e de espécimes de material de revestimento de próteses moles.

O teste de remoção de cândida revelou que o produto de limpeza de dentaduras comercial, Fittydent, foi melhor do que os restantes produtos de limpeza de dentaduras utilizados. O Fittydent removeu a Candida melhor do que os outros produtos de limpeza após a imersão dos espécimes durante 8 horas. Embora não tenha havido muita diferença entre os extractos de plantas e o Fittydent, o óleo essencial de tomilho foi o segundo melhor, seguido da nigella sativa.

Todos os agentes conseguiram reduzir efetivamente a contagem de células de candidíase aderentes na superfície da base de prótese acrílica e também na superfície do material de revestimento da prótese macia. A eficácia do óleo essencial de tomilho e da Nigella Sativa em diferentes bases de próteses foi avaliada utilizando o teste Annova de uma via. E verificou-se que era altamente significativa.

No teste "t" não emparelhado, quando o óleo essencial de tomilho foi comparado com o Fittydent, os resultados foram significativos, do mesmo modo que na comparação com a Nigella sativa, os resultados foram significativos.

Em comparação geral, embora o Fittydent tenha conseguido remover um maior número de células de Candia, o extrato de planta não apresentou grandes variações. A sua eficácia foi tão boa como a do Fittydent e ainda melhor do que a do CD clean, que é um produto de limpeza de dentaduras à base de pó. Também quando comparado com o grupo de controlo, que era água destilada, foi removido um bom número de células de Candia.

O melhor desempenho do Fittydent pode ser explicado pelo facto de o principal meio de aderência da placa bacteriana ser através da sua porção orgânica. O peróxido alcalino, quando dissolvido em água, forma as soluções de peróxido de hidrogénio e liberta oxigénio nascente na presença de material orgânico. As bolhas de oxigénio exercem um efeito mecânico de limpeza. Assim, os produtos de limpeza à base de peróxido alcalino que actuam na parte orgânica da placa bacteriana são capazes de remover a Candida da superfície acrílica e, mais ainda, dos revestimentos macios devido à sua ação efervescente.

Entre os produtos de limpeza de dentaduras comerciais, o Fittydent foi melhor do que o CD Clean. E entre os extractos de plantas, o óleo essencial de tomilho foi melhor do que a Nigella sativa, embora não houvesse muita diferença e se possa dizer que é quase eficaz como o óleo essencial de tomilho.

O óleo essencial de tomilho foi tão eficaz como o Fittydent, embora este último tenha sido mais eficaz devido à sua ação efervescente e à sua ação sobre a parte orgânica da levedura. O resultado relativo ao produto de limpeza de dentaduras à base de peróxido estava de acordo com o estudo realizado por Nanditha Kumar et al.[42] E os resultados relativos aos extractos de plantas estavam de acordo com o estudo realizado por Xia Liu et al.[22]

Este estudo foi efectuado em *C Albicans* clinicamente relevantes e também estimulou o procedimento de limpeza da prótese do doente.

No entanto, é difícil extrapolar os resultados para as situações *in vivo*, uma vez que o estudo foi efectuado em condições laboratoriais. Além disso, este estudo simulou apenas um dia do procedimento de limpeza da prótese.

Estudos que simulassem o protocolo de limpeza de próteses durante períodos de tempo mais longos produziriam informações mais exactas. Nenhum dos tratamentos foi capaz de remover completamente as células *de Candida*, o que significa que estes produtos de limpeza por si só não são suficientes. Pode ocorrer uma nova colonização, uma vez que as células de Candida permanecem na superfície.

Conclusão

Foi utilizado um método simples de teste de remoção de cândida para avaliar a eficácia dos produtos de limpeza de dentaduras contra *a Candida albicans* e, dentro das limitações deste estudo *in vitro*, pode concluir-se que

• Entre os produtos de limpeza de próteses dentárias comerciais, o Fittydent® foi mais eficaz do que o CD Clean®.

• Entre os óleos essenciais (extractos de plantas), o óleo essencial de tomilho mostrou uma eficácia superior à da Nigella sativa, mas não houve uma diferença significativa entre eles.

• Quando os quatro produtos de limpeza de próteses dentárias são comparados em conjunto e o teste Annova é aplicado, o Fittydent® dá o melhor resultado seguido do óleo essencial de tomilho, Nigella sativa e CD Clean® quando comparado com o controlo que era água destilada.

• Além disso, a eficácia de todos os produtos de limpeza de próteses é consistente em diferentes materiais de base de prótese, que no caso deste estudo são acrílico termocurado reforçado com fibra, acrílico termocurado e material de revestimento de prótese macia. Ou seja, o desempenho dos produtos de limpeza de próteses está na mesma ordem para todas as bases de próteses.

• Também se pode concluir que a superfície rugosa dos revestimentos macios facilita a adesão de células de Candida albicans em grande número, pelo que o número de células de Candia albicans que permanecem viáveis na superfície é maior após o tratamento, em comparação com a superfície lisa de ambos os tipos de base de dentadura de resina acrílica termopolimerizável.

Resumo

Foi revista a literatura relativa à relação entre a placa bacteriana das próteses, a patologia oral e a eficácia dos produtos de limpeza das próteses. Os relatórios da literatura indicam que

1.   A placa bacteriana no lado da superfície do tecido da prótese é indiscutivelmente um fator etiológico importante na patogénese da estomatite dentária, hiperplasia papilar inflamatória e candidíase crónica.[15]

2.   Existem deficiências nos produtos comerciais utilizados pelos pacientes para limpar as suas próteses dentárias.[25]

O objetivo deste estudo foi comparar a eficácia de dois produtos comerciais de limpeza de próteses dentárias com dois extractos de plantas contra a C albicans. Os resultados do estudo mostraram que todos os produtos de limpeza de próteses utilizados no estudo foram significativamente eficazes. O estudo indicou que o Fittydent é o melhor entre os produtos de limpeza de dentaduras devido ao seu mecanismo de ação, no entanto os extractos de plantas utilizados neste estudo foram muito eficazes contra a candida albicans quando comparados com água destilada. O método utilizado no estudo foi um teste simples de remoção de Cândida, no qual se estimulou a rotina diária de uso e limpeza das próteses dos pacientes. Após o tratamento das bases das próteses com imersão nocturna em diferentes agentes, observou-se que o número médio de células viáveis de Cândida era menor para o Fittydent. Assim, concluiu-se que o Fittydent foi o melhor produto de limpeza de dentaduras utilizado no estudo. O óleo essencial de tomilho e a nigella sativa também foram eficazes, seguidos do CD Clean.

Neste estudo, foram utilizados diferentes materiais de base de prótese: resina acrílica termocurada reforçada com fibras, resina acrílica termocurada e revestimentos de prótese moles. A literatura refere diferentes topografias de superfície para estes materiais.[15] No entanto, as resinas acrílicas termopolimerizáveis têm um tipo de topografia de superfície quase semelhante e podem ser polidas, ao passo que o material de revestimento de próteses moles adopta a superfície contra a qual foi fabricado. Por conseguinte, a superfície mais áspera dos revestimentos macios facilitou a adesão de mais células de cândida e, assim, após o tratamento com os agentes de limpeza, verificou-se que os agentes foram capazes de reduzir um número pouco menor de células de cândida em comparação com a resina de base de dentadura curada pelo calor. Assim, a utilização de extractos naturais ou de plantas pode ser defendida para uma prevenção eficaz contra a estomatite dentária em próteses completas, utilizando-os como agentes de limpeza de próteses.

Bibliografia

1.   Anthony DH, Gibbons P. A natureza e o comportamento dos produtos de limpeza de dentaduras. J Prosthet Dent 1958; 8:769-810.

2.   Nikawa H, Yamamoto T, Hamada T, Sadamori S, Agrawal S. Eficácia de limpeza de produtos de limpeza de dentaduras comerciais: Capacidade de reduzir a atividade do biofilme de Candida albicans. Int J Prosthodont 1995; 8:527-34.

3.   Catalan A, Pacheco JG, Martinez A, Mondaca MA. Atividade in vitro e in vivo da Melaleuca alternifolia misturada com condicionador de tecidos em Candida albicans. Oral Surg Oral Med Oral Pathol Oral Radiol Endod 2008; 105: 327-32.

4.   Budtz-Jorgensen E. The significance of candida albicans in denture stomatitis. Scand J Dent Res, 1984; 82: 151-85.

5.   Cannon RD, Holmes AR, Mason AB, Monk BC. Candida oral: Eliminação, colonização ou candidíase. J Dent Res 1995; 74: 115261.

6.   Davenport JC. A distribuição oral de Candida na estomatite de dentadura. Br Dent J 1970; 129: 151-6.

7.   Veres EM, Woolfardt JF, Becker PJ. Uma avaliação das caraterísticas da superfície de um elastómero protético facial II: A textura da superfície. J Prosthet Dent 1990; 3:325-31.

8.   Verran J, Lees GC, Shakespeare AP. The effect of surface roughness on the adhesion of Candida albicans to acrylic (O efeito da rugosidade da superfície na adesão de Candida albicans ao acrílico). Biofouling 1991; 3: 183-92.

9.   Quirnyen M, Bollen CML. A influência da rugosidade da superfície e da energia livre da superfície na formação da placa supra e subgengival no homem. Uma revisão da literatura. J Clin Periodontal 1995; 22: 1-14.

10.   Yamauchi M, Yamamoto K, Wakabayashi M, Kawano J. Aderência in vitro de microrganismos à resina de base de dentadura com diferentes texturas de superfície. Dent Mater 1990; 9: 19-24.

11.	Seko S, Nakano H, Miyake Y, Suginaka H, Nihara H. Adesão de Candida albicans a cateteres urinários. Hiroshima J Med Sci 1986; 35: 363-71.

12.	Verran J, Taylor RL, Lees GC. Adesão bacteriana a superfícies termoplásticas inertes. J Mat Sci Materials in Medicine 1996; 7: 597-601.

13.	Miyake Y, Fujita Y, Minagi S, Suginaka H. Surface hydrophobicity and adherence of Candida to acrylic surfaces (Hidrofobicidade da superfície e aderência de Candida a superfícies acrílicas). Microbiol 1986; 46: 7-14.

14.	Samaranayake LP, McCourtie J, MacFarlane TW. Factores que afectam a aderência in vitro da Candida albicans a superfícies acrílicas. Arch Oral Biol 1980;25:611-5.

15.	Verran J. Retenção de Candida albicans em resina acrílica e silicone com diferentes topografias de superfície. J Prostht Dent 1997; 77: 535-9.

16.	Nikawa H, Hamada T, Yamashiro H, Kumagai H. Uma revisão dos métodos in vitro e in vivo para avaliar a eficácia dos produtos de limpeza de próteses. Int J Prosthodont 1999; 12: 153-9.

17.	Budtz-Jorgensen E. Materiais e métodos de limpeza de dentaduras. J Prosthet Dent 1979; 42: 619-23.

18.	Kulak Y, Kazazoglu. E. Estudo in vivo e in vitro da presença e crescimento de fungos em três materiais de condicionamento de tecidos em utilizadores de próteses completas suportadas por implantes. J Oral Rehabil 1998; 25: 135-8.

19.	Barnabe W, De Mendonca Neto T, Pimenta FC, Pegoraro LF, Scolaro LM. Eficácia do hipoclorito de sódio e do sabão de coco utilizados como agentes desinfetantes na redução da estomatite protética, Streptococcus mutans e Candida albicans. J Oral Rehabil 2004; 31: 453-9.

20.	Santos VR, Gomes RT, Mesquita RA, Moura MDC, Franca EC, Aguiar EG,Naves MD, Abreu JAS, Abreu SRL. Eficácia do gel de própolis brasileira no tratamento da estomatite protética: Um estudo piloto. Phytother Res 2008; 22: 1544-7.

21.	Casaroto AR, Lara VS. Fitomedicamentos para estomatite dentária associada à

Candida. Fitoterapia 2010; 81: 323-328.

22.		Liu X, Zheng X, Fang W, Zhang Y. Rastreio de Aditivos Alimentares e Extractos de Plantas contra Candida albicans in vitro para prevenção de Estomatite Dentária. Procedia Enviromental Sciences 2012; 12: 1361-1366.

23.		Drake D, Wells J, Hinger R E. Eficácia dos agentes de limpeza de próteses num modelo de colonização de levedura bacteriana in-vitro. Int J Prosthodont 1992, 5:214-220.

24.		Aldana L, Marker A V, Kolstad R, Tacopino M A. Efeito dos regimes de tratamento com cândida nas propriedades físicas das resinas de dentadura. Int J Prosthodont 1994, 7: 472-478.

25.		Carol Anne Murdoch-Kinch, Mark E. Mallatt, MS Dale A. Miles. Lesão da mucosa oral causada por pastilhas de limpeza de dentaduras: Um relato de caso. Cirurgia Oral, Medicina Oral, Patologia Oral, Radiologia Oral e Endodontologia. Dez 1995, 80; 6: 756-758.

26.		Baysan A, Whiley R, Wright S P. Utilização de energia de micro-ondas para desinfetar um material de revestimento macio de longa duração contaminado com Candida albicans ou Staphylococcus aureus. J Prosthet Dent. 1998; 79:454-8.

27.		Dixon L D, Breeding C L, Faler A Tracy. Desinfeção por micro-ondas de materiais de base de dentadura colonizados com candida albicans. J Prosthet Dent. 1999, 81: 207-14.

28.		KH Neppelenbroek, AC Pavarina, CE Vergani, ET Giampaolo. Dureza da resina acrílica polimerizada pelo calor após desinfeção e imersão prolongada em água. J prosthetic dentistry 93 (2), 171-176.

29.		Barbara Dorocka-Bobkowska, Krystyna Konopka. Suscetibilidade de Isolados de Candida de Estomatite Relacionada com Dentadura a Agentes Antifúngicos in Vitro. Int J Prosthodont 2007; 20:504-506.

30.		Telma Maria Silva Pinto, Ana Christina Claro Neves, Mariella Vieira Pereira Leao, Antonio Olavo Cardoso Jorge. O vinagre como agente antimicrobiano para o controlo de candida spp. em utilizadores de próteses totais. J Appl Oral Sci. 2008; 16(6):385-90.

31.		Tatiana Pereira-Cenci, Altair Antoninha Del Bel Cury, Wim Crielaard, Jacob Martien

Ten Cate. Desenvolvimento de estomatite dentária associada a cândida: New insights. J Appl Oral Sci. 2008; 16(2):86-94.

32.		Guang Hong, PhDemail, Hiroshi Murata, YingAi Li, Sinshuke Sadamor, Taizo Hamada. Influência dos produtos de limpeza de próteses na estabilidade da cor de três tipos de resina acrílica de base de prótese. J Prosthet Dent 2009; 101:205-213.

33.		Ana Lucia Machado, PhDemail, Larry C. Breeding, Carlos Eduardo Vergani, Luciano Elias da Cruz Perez. Dureza e rugosidade superficial de resinas acrílicas para reembasamento e base de dentadura após repetidos procedimentos de desinfeção. J Prosthet Dent 2009; 102: 115-122.

34.		Frederico Silva de Freitas Fernandes, Tatiana Pereira-Cenci, Wander Jose da Silva, Antonio Pedro Ricomini Filho, Fabiana Gouveia Straioto, Altair Antoninha Del Bel. Eficácia de limpadores de prótese sobre o biofilme de Candida spp. formado sobre resinas de poliamida e polimetilmetacrilato. J Prosthet Dent 2010; 105: 51-58.

35.		Carine Ervolino de Oliveira, Thaís Helena Gasparoto, Thiago José Dionísio, Vinicius Carvalho Porto, Narciso Almeida Vieira, Carlos Ferreira Santos, Vanessa Soares Lara. Candida albicans e estomatite por dentadura: Avaliação da sua presença na lesão, na prótese e no sangue. Int J Prosthodont 2010; 23:158-159.

36.		Suthar MP, Patel PN, Shah TG, Patel RK. Triagem in vitro de sementes de Nigella sativa para atividade antifúngica. Int J Pharmaceutical and Applied Sciences 2010; 1 (2)/2010.

37.		Chethan M D, N. S. Azhagarasan, Saket Miglani, Mohammed. H, A. Hari Prasad. Avaliação microbiológica da eficácia dos agentes de limpeza de próteses dentárias disponíveis no mercado. Int. J. Drug Dev. & Res. julho-setembro de 2011, 3(3): 159-172.

38.		Cristina Marcos-Arias, Elena Eraso, Lucila Madariaga e Guillermo Quindós. Actividades in vitro de produtos naturais contra isolados de Candida oral de utilizadores de próteses dentárias. BMC Complementary and Alternative Medicine 2011, 11:119.

39.		Filomena Silva, Susana Ferreiraa, Andreia Duartea, Dina I. Mendonc, Fernanda C. Domingues. Atividade antifúngica de

Óleo essencial de Coriandrum sativum, seu modo de ação contra espécies de Candida e potencial sinergismo com anfotericina B. Phytomedicines 19 (2011) 42- 47.

40.	Razan Hamoud, Frank Sporer, Jürgen Reichling, Michael Wink. Atividade antimicrobiana de um destilado de óleo essencial complexo tradicionalmente utilizado (Olbas® Tropfen) em comparação com os seus ingredientes individuais de óleo essencial. Phytomedicines 19 (2012) 969- 976.

41.	M Nanditha Kumar, HM Thippeswamy, KN Raghavendra Swamy, Anil Kumar Gujjari. Eficácia dos produtos de limpeza de próteses dentárias comerciais e domésticos contra a Candida albicans aderente à resina acrílica para base de próteses dentárias: Um estudo in vitro. Indian J Dent research, 2012; 23(1): 39-42.

42.	Entela Haloci, Stefano Manfredini, Vilma Toska, Silvia Vertuani, Paola Ziosi, Irma Topi, Henri Kolani. Avaliação da Atividade Antibacteriana e Antifúngica dos Óleos Essenciais de Nigella Sativa. Academia Mundial de Ciência, Engenharia e Tecnologia.2012:66.

43.	Huh B H, Lim H, Youn H, Chang MB, Lee J, Sin SW. Efeito dos produtos de limpeza de próteses na formação de biofilme de Candida albicans sobre revestimentos resilientes. J Adv Prosthodont. Abr 2014; 6(2): 109-114.

44.	Gendreau L, Loewy ZG. Epidemiologia e etiologia da estomatite de dentadura. J Prosthodont. 2011 Jun; 20(4):251-60.

45.	Budtz-Jorgensen E. Aspectos clínicos da infeção por Candida em utilizadores de próteses dentárias. J Am Dent Assoc. 1978 Mar; 96(3):474-9.

46.	Abelson DC. Placa de dentadura e produtos de limpeza de dentaduras: revisão da literatura. Gerodontia. 1985 Oct; 1(5):202-6.

47.	Jagger DC, Harrison A. Denture cleansing-the best approach (Limpeza de dentaduras - a melhor abordagem). Br Dent J. 1995 Jun 10; 178(11):413-7.

48.	Sato S, Cavalcante MR, Orsi IA, Paranhos Hde F, Zaniquelli O. Avaliação da resistência à flexão e da alteração de cor de resinas acrílicas termopolimerizáveis após o uso simulado de limpadores de prótese. Braz Dent J. 2005; 16(2):124-8.

49.		Nakamoto K, Tamamoto M, Hamada T. Evaluation of denture cleansers with and without enzymes against Candida albicans. J Prosthet Dent. 1991 Dec;66(6):792-5.

50.		Nakamoto K, Tamamoto M, Hamada T. Estudo in vitro sobre os efeitos de produtos de limpeza de dentaduras experimentais com cloridrato de berberina. J Prosthet Dent. 1995 Jun; 73(6):530-3.

51.		Zaw M. Thein, Yuthika H. Samaranayake, Lakshman P. Samaranayake. Formação de biofilme in vitro de Candida albicans e espécies de Candida não-albicans em condições dinâmicas e anaeróbias. Arquivos de biologia oral 52 (2007) 761-767.

52.		Dhamande MM, Pakhan AJ, Thombare RU, Ghodpage SL Avaliação da eficácia de agentes de limpeza de próteses comerciais para reduzir a atividade do biofilme fúngico da resina acrílica de prótese polimerizada a quente: Um estudo in vitro Contemp Clin Dent 2012 Apr; 3(2):168-72

53.		Faot F, Cavalcanti YW, Mendonça e Bertolini Md, Pinto Lde R, da Silva WJ, Cury AA Eficácia do ácido cítrico para limpeza de próteses dentárias no biofilme de Candida albicans formado sobre poli (metacrilato de metilo): efeitos no biofilme residual e no processo de recolonização BMC Oral Health 2014 Jun 23; 14:77

54.		Hahnel S, Rosentritt M, Bürgers R, Handel G, Lang R Formação de biofilme de Candida albicans em revestimentos de dentaduras moles e eficácia dos protocolos de limpeza Gerodontology 2012 Jun; 29(2): e 383-91

55.		Arendorf TM, Walker DM Estomatite de dentadura: uma revisão J Oral Rehabil 1987 May;14(3):217-27

Anexo

% de células de Candia albicans na superfície da resina termocurada reforçada na área microscópica de 10x 10mm.

Espécimes	Grupo I A	Grupo II A	Grupo II A	Grupo IV A	Grupo V A
A1	2	4	4	2	25
A2	4	3	3	3	30
A3	4	2	4	2	30
A4	5	3	2	2	35
A5	3	3	3	2	25
A6	4	3	4	2	45
A7	4	3	4	3	25
A8	3	4	2	3	45
A9	3	4	2	2	35
A10	4	4	4	3	45
A11	4	4	3	3	35
A12	3	3	4	3	40

% de células de Candia albicans na superfície da resina termocurada numa área microscópica de 10x 10mm.

Espécimes	Grupo I B	Grupo II B	Grupo II B	Grupo IV B	Grupo V B
B1	2	4	3	2	35
B2	4	3	3	2	40
B3	4	3	4	2	30
B4	5	3	3	2	35
B5	4	3	3	2	35
B6	4	3	4	2	35
B7	5	3	4	3	30
B8	3	4	2	3	35
B9	3	4	2	2	45
B10	5	4	4	2	45
B11	4	4	3	3	35
B12	3	2	4	3	40

% de células de Candia albicans na superfície do reembasador de próteses moles na área microscópica de 10x 10mm.

Espécimes	Grupo I C	Grupo II C	Grupo II C	Grupo IV C	Grupo V C
Ci	10	8	5	4	50
C2	12	12	7	3	45
C3	10	10	7	5	50
C4	12	8	7	6	50
C5	8	8	7	3	35
C6	10	8	6	6	25
C7	8	8	7	3	25
C8	10	10	7	2	55
C9	10	8	6	5	45
C10	8	10	7	4	45
Cii	8	8	6	4	45
C12	10	8	7	4	40